四川李氏

杵针流派临床经验

全图解

国家中医药管理局厘定

# 四川李氏 杵针流派临床经验 全图解

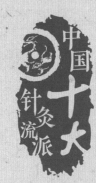

中国十大针灸流派

主编　钟磊　钟枢才

副主编　樊效鸿　晋松　曾婕

编委

董远蔚　张亚

杨斐　陈日高　何文钦

冯大刚　王鑫灵　陈震

黄勇　王延之　刘栩豪

人民卫生出版社

图书在版编目（CIP）数据

四川李氏杵针流派临床经验全图解 / 钟磊, 钟枢才主编. —北京: 人民卫生出版社, 2017

ISBN 978-7-117-24385-8

Ⅰ. ①四… Ⅱ. ①钟… ②钟… Ⅲ. ①针刺疗法 – 图解 Ⅳ. ①R245.3–64

中国版本图书馆 CIP 数据核字（2017）第 090827 号

| 人卫智网 | www.ipmph.com | 医学教育、学术、考试、健康，购书智慧智能综合服务平台 |
| 人卫官网 | www.pmph.com | 人卫官方资讯发布平台 |

四川李氏杵针流派临床经验全图解

主　　编：钟　磊　钟枢才

出版发行：人民卫生出版社（中继线 010-59780011）

地　　址：北京市朝阳区潘家园南里 19 号

邮　　编：100021

E‐mail：pmph @ pmph.com

购书热线：010-59787592　010-59787584　010-65264830

印　　刷：北京顶佳世纪印刷有限公司

经　　销：新华书店

开　　本：710×1000　1/16　印张：10

字　　数：108 千字

版　　次：2017 年 5 月第 1 版　2024 年 2 月第 1 版第 2 次印刷

标准书号：ISBN 978-7-117-24385-8/R · 24386

定　　价：49.00 元

打击盗版举报电话：010-59787491　E-mail：WQ @ pmph.com
（凡属印装质量问题请与本社市场营销中心联系退换）

# 序

　　针灸流派，是针灸实践发展与理论创新的土壤，也是针灸学术传承的阵地，人才培养的摇篮。我国五千年针灸发展史，也可谓是针灸流派不断出现又不断融合，进而推动针灸理论日臻完善，实践不断发展的历史。《素问·异法方宜论》云："北方者，天地所闭藏之域也。其地高陵居，风寒冰冽，其民乐野处而乳食，脏寒生满病，其治宜灸焫。故灸焫者，亦从北方来。南方者，天地所长养，阳之所盛处也。其地下，水土弱，雾露之所聚也。其民嗜酸而食胕，故其民皆致理而赤色，其病挛痹，其治宜微针。故九针者，亦从南方来。"可见，针灸本身即是南方针术与北方灸术两种流派的融合。

　　中医理论奠基之作《黄帝内经》，古今学者公认"殆非一时之言，其所撰述，亦非一人之手"，它的成书前后历经二三百年，汇集了众多医家的不同学术思想。如关于经脉气血循环，除我们所熟知的十二经首尾衔接循环理论外，还有阴阳表里循环、经水云雨循环、阴出阳入循环等理论。其他如经络、藏象、病机、诊法、治则，甚至阴阳、五行、藏府等中医筑基理论，也皆有不尽相同的理论表述。因此，《黄帝内经》可视为不同中医流派学术思想的荟萃。

秦汉以降，针灸流派层出。如南朝徐熙针灸世家相传七世，江西席氏针灸自南宋至明代传承十二世，凌云针派自明代传至清末光绪年间历十三世而不缀，以及东垣针法、南丰李氏、四明高氏补泻等针灸流派，尽皆载诸史册。魏稼、高希言教授以针灸学术发展脉络为纲，将秦汉以来针灸学术划分为经学派、穴法派、手法派等十八个流派，编著《针灸流派概论》，成为全国针灸专业研究生选用教材。

近百余年来，面对西方医学的挤迫，广大针灸业者发遑古义，融汇新知，躬耕实践，推陈出新，发掘、整理、创新了众多新的针灸流派，推动了针灸学术的繁荣与发展。刘炜宏研究员通过文献检索，结合诸家临床所长，将我国针灸临床流派分为针法派、灸法派、刺络放血派、拔罐派、刮痧派等，其中针法派又可分为手法派、经穴派、特殊针具派、特殊治疗部位派、针药结合派等。上述每个流派，又可再有进一步的细分以及不同的代表性医家。当代针灸流派之繁荣，可见一斑。

为充分体现中医药发展以继承为基础，探索建立中医流派学术传承、临床应用、推广转化的新模式，2012年国家中医药管理局公布了第一批64个全国中医流派传承工作室，澄江针灸学派、长白山通经调脏手法流派、辽宁彭氏眼针学术流派、管氏特殊针法学术流派、甘肃郑氏针法学术流派、广西黄氏壮医针灸流派、河南邵氏针灸流派、湖湘五经配伍针推流派、靳三针疗法流派、四川李氏杵针流派等针灸流派位列其中。同时，为推动针灸流派的研究与传承，2013年，中国针灸学会批准成立针灸流派研究与传承专业委员会。遵循学术愈研而愈精的理念，上述针灸流派传承工作室在专业委员会的平台上，就流派研究内容、传承方式、推广途径等，彼此交流，相互切磋，共同探索，不仅保证了流派传承工作室的建设质量，而且通过共同举办继续教育学习班、交叉带徒等流派传承推广方式的创新，有效扩大了各流派的影响和相互间的融汇。

感谢人民卫生出版社对针灸流派研究工作的重视。在齐立洁老师的积极组织下，10家全国第一批针灸流派传承工作室鼓枻相应，使这套具有时代气息的针灸流派系列丛书顺利面世。其内容，包含了上述针灸流派的历史源流、学术思想、临证精粹，展示了10家传承工作室近年来在流派资料整理、挖掘与研究中的最新成果；其形式，采用了二维码信息技术，既可收藏，也可利用手机等终端进行扫描，随身便携，随时学习与领悟，相信读者能够从中多有受益。

是为序。

中国针灸学会流派研究与传承专业委员会主任委员

**夏有兵**

2017年5月

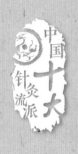

中国十大针灸流派

四川李氏

杵针流派临床经验

全图解

# 前 言

杵针疗法是成都中医药大学附属医院名老中医李仲愚教授家传十四代的治病秘法，现已传至十七代。其特点是针具不刺入皮肤肌肉，无疼痛伤害之苦，无相互感染之虞，兼针刺与按摩之长，病人易于接受，老弱妇孺无惧，是一种安全有效的物理疗法，且取穴精当，易于学习掌握和临床推广。杵针调治效果总结为一个"通"字——气血通、经脉通，以达到调畅机体之功。在长期的临床应用中，很受患者的欢迎。

2012年在国家中医药管理局、四川省中医药管理局以及成都中医药大学附属医院的关心与支持下，李氏杵针疗法被国家中医药管理局遴选为全国首批64家中医学术流派传承工作室建设项目之一，并在同年底成立了"四川李氏杵针流派传承工作室"。通过工作室全体人员共同努力，总结前人的辛劳成果，在梳理传承脉络、完善学术思想、提炼诊疗技术、挖掘流派文化、建设传承平台、培养多样化人才、建设示范特色门诊、开发特色制剂、推广诊疗技术、建设流派网站等多个方面进行有序建设。各项建设工作进展顺利，并取得了阶段性成果。流派目前已建立了中国中医科学院广安门医院、广汉市中医院、安溪县中医院、德国慕尼黑张小彦中医馆、广州中医药大学第一附属医院、上海泰坤堂中医医院、中铁二局成都残疾人服务中心、彭州慈惠堂、四川大学华西第四医院、北京中医药大学东直门医院等 10 个二级工作站，并于 2016 年成立四川省中医药学会杵针专业委员会，为杵针的推广与传承提供了宽广的平台。

"四川李氏杵针流派传承工作室"的各级医务人员的共同努力，发掘、整理、研究及总结临床实践，编写成了此书，并拍摄完成部分病种的治疗操作视频，体现了李氏杵针疗法的独特诊疗技术以及在临床上的应用。由于我们对老先生的学术思想体会肤浅，杵针疗法的临床经验掌握有限，难免会有诸多谬误，还望同道不吝教正，并以该书慰藉九泉之下的李仲愚老先生！

编者

2017 年 2 月

# 目 录

## 第一章　四川李氏杵针流派概览

## 第二章　流派诊疗特色与技术

# 第三章 优势病种治疗各论

附　视频目录
　（请扫描二维码观看）

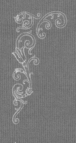

第一章　四川李氏杵针流派概览

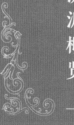

## ✦ 第一节　流派概览

杵针疗法，是李氏家族入川始祖李尔绯老祖公少年时师从如幻真人学到的。当时如幻真人是武当山岩居道士，他精武艺，善导引，修炼之暇，常以杵针为穷苦山民治病。始祖侍奉真人十有三载，一日真人抚臂谓始祖曰：汝世缘尚深，应广救良民，拯民于水火之中，不能如我岩居穴中，与草木同腐，汝速下山安家立业，与世人多结良缘，汝当自珍！师徒之情永不磨灭。

始祖跪拜膝前，恳求侍师终生，师不允，祖因夙慕天府山川雄秀，故翌日泣别真人，入川。

李氏祖籍湖北麻城县孝感乡，从尔绯老太公算起，在四川已经十七代。现有文字记载的十二代是李春庭公，春庭公亦为天彭名医，自幼习医，传承了家传之杵针疗法，常奔走于乡间为民疗疾，医馆患者遍布天府之地，为后来杵针的继续传承奠定了坚实的医学基础。春庭公后，第十三代传人李文焕公继承家学，熟读中医典籍，亦习西学，后声名斐然，被聘请于熊克武军团任军医，由于治病手段既有中医又用西医，所以备受官兵们的尊重喜爱。后四川军阀混战，动荡不堪，乡里民不聊生，文焕公无意于政途，一心牵挂乡邻，遂辞职回乡，专心培养族人。

李仲愚老先生是为第十四代传人。

李氏 1920 年 2 月 21 日生于四川省彭县九尺乡仁凤里。彭县古称彭州，属蜀中天府，人杰地灵，名医辈出，尤以晚清中西医汇通医家唐容川先生，名扬神州。李氏祖辈业习儒十五代，受其熏陶甚深。李氏先祖父春庭公喜儒、佛、老庄之学，其性尤善悠静，受其表兄海慧禅师的影响，皈依佛祖，成为当地威望很高的居士。李氏受春庭公谆谆教诲，5岁时入当地私塾就读，攻儒术，先后从师于当地名儒唐寿山先生、秦小詹先生及盛名蜀中的经学家秦育贤先生，为今后李氏广博的儒学知识打下了良好的基础。因李勤奋好学，聪颖伶俐，博学好问，深得诸师喜爱，众人称赞。

李氏13岁时初入医门，即拜堂叔、晚清秀才李培生先生研读岐黄，先生亲授《内经》《难经》及《伤寒杂病论》《针灸甲乙经》等经典医籍，并要求熟读《珍珠囊药性赋》《神农本草经》等医药著作。在李氏熟读背诵的基础上，培生先生授其奥秘，深得真传。后又从师姑父、天彭名医刘国南先生及刘锐仁先生研读历代名医专著，诸如金元张、刘、朱、李四大家，明代张景岳的《类经》、杨继洲的《针灸大成》及清代叶天士、吴鞠通、王孟英、薛生白温病四大家等名著均深研熟读，并开始随师临床应诊。时有师外出之际，病人求诊，李氏即独自应诊，因医理功底敦厚，又常得诸师临诊奥妙，故独诊者其效甚佳，后叩门请诊者渐多。当地一富绅，患吐血病，兼咳嗽不止，病情危笃，已请本州及邻县名医诊治，其效不显，时有推荐李氏诊治者，病员家人见李氏而疑年少，难有妙术，但出于无奈，且请诊之。李氏诊治之，病员虽吐血多日，但面色红润明亮，吐血色紫有块，且脉滑有力。前医多以凉血止血治之，虑其吐血多日，恐伤正气，且以补气摄

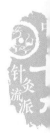

血为治，均未见其效，李氏拟方：葶苈子 10 克、五味子 10 克、生大黄 10 克，病家视其药方奇特，勉强试之，一剂血止，守方三剂，吐血咳嗽皆止，后用调理之品调理，其病告愈。当时有医者不明李氏何以对症见效？李氏曰：冲脉为血海，隶于阳明，今出血病位虽然在胃，其因乃为冲脉之气不降，上逆犯胃，阳明胃经受损，故而吐血，母病及子而见咳嗽。本方用葶苈子、五味子、生大黄有降冲泻胃敛肺气之功，冲脉之气得降，胃气安和则出血得止，肺气平则咳亦愈，病家因此赞誉李氏为"童医"。

李氏 17 岁时即悬壶于该县医馆，其间，凡有一技之长的医药者，皆以师礼相待。在深研儒、释、道、医诸家理论之中，皆扬其长而弃其短。在药物治病的同时，尤善用针灸治病，最喜用长针疗瘫起痹，故当地有"李长针"之称。

李氏 19 岁（1939 年）时获四川省国民政府注册的中医师资格。次年，经刘锐仁先生举荐入成都国医学院学习深造。李氏结合临床实践探索伤寒学术理论，认为伤寒论成书年代久远，错简传讹之处在所难免。如《伤寒论》中 63 条麻杏石甘汤适应证，原文"汗出而喘，无大热者。"但验之于临床，多见汗出而喘，身大热者才是麻杏石甘汤适应证。又如厥阴病提纲（326 条），及其用药都非乌梅丸之证，乌梅丸（328 条）临床上用于胆道蛔虫病最宜，而厥热胜复之寒厥和热厥则应以四逆汤或白虎汤、承气汤之类以回阳救逆或清气通腑，才是对症。李氏注重临床实践与理论相结合，不被古人错简束缚，宗师古而不泥古的原则，深得同仁钦佩。

1945 年抗日战争结束，成都地区流行霍乱，李氏故乡及邻县乡村瘟疫惨重，病者沿门阖户，死者甚多。李氏根据霍乱发病特点，分为阴霍乱、阳霍乱及阴阳相兼三种证型（又叫热霍乱、寒霍乱及寒热相兼霍乱三种证型），分别以理苓汤或附子理中汤治疗阴霍乱；四苓汤加扁豆、木瓜、石膏治疗阳霍乱；胃苓汤或太乙神术散治疗阴阳霍乱。凡霍乱泻下暴注不止或有阴竭阳脱之征者，配以灸法以回阳固脱、生津止泻。方法是以食盐末填满肚脐（神阙穴）上以艾炷灸至七壮。每壮艾炷将要燃尽时覆以小杯于上，使热力内透。或以药艾条悬灸半小时。也可同肉桂、公丁香、吴茱萸、胡椒、干姜、附子、冰片等共研为细末，少许填于脐中，上盖以食盐灸之。用此法治愈救活者甚多。李氏还将证候药方广为散发，时医者获方而得救人，李氏医誉远及邻县。

1950 年，四川彭县解放，李氏任县卫生工作者协会主任，县人民委员会委员，积极组织个体中医联合办诊所，开展中医诊疗活动。1952 年，到温江地区医生进修班学习西医。此间温江地区医院一西医医师的儿子罹患麻疹合并肺炎，麻疹出不透而内闭隐伏，症见呼吸困难、神志不清、六脉沉细、体温骤降，西医西药抢救无效，遂请李氏以中医中药诊治，以存一线希望。李氏诊断为麻毒被寒邪遏郁、阳虚邪陷、麻毒不能外达之症，予仲景方麻黄附子细辛汤两剂。患者服后则疹透红润，布满皮肤，神志清楚，呼吸也恢复均匀，后以甘平清润之剂调理而愈。李氏认为"无论麻疹、猩红热、风疹等发疹性疾病，均应以透疹解毒为治，务使毒邪外透，疹子出透为顺。"又曰："麻本火候，非热则不

出"，该病体温骤降，又见疹点不出，呼吸困难，神志不清，六脉沉细，是为逆证，多是危候，非助阳透疹不可。李氏辨证之准确，用药之灵活，深为西医所佩服。

1956年春，李氏奉调成都中医进修学校（成都中医学院前身），从事中医、针灸教学和临床工作。诊余还潜心研究《周易》及各家医论，并先后到海南、西昌、甘孜等地抢救病人，科学研究，临床应诊。

1968年，四川省甘孜州某病人因患脑血管病（中风），并发顽固性呃逆（膈肌痉挛），经当地及有关省市医院会诊治疗一个月，呃逆仍然不止，乃致汤水不入，特邀李氏会诊，诊断为中气虚弱，阴寒动膈，施以针刺治疗，取膈点（李氏奇穴之一，在第七胸椎棘突旁开五分处，即膈俞穴内一寸处），行补法手法，并配合温灸针柄，十分钟后呃逆减轻，半小时后呃逆止，后以温中散寒、补虚和胃、降逆止呃之品善其后，可见李氏针灸手法之妙。

1978年及1979年，李氏因公出差，先后两次遇车祸，幸免于难，但是造成严重的脑外伤后遗症及继发糖尿病，感染肺结核，住院治疗一年，病情好转，但时有昏倒、抽搐发生。因早年深得海慧禅师的内养功法，遂练中医传统康复导引半年，身体逐渐康复，并一直坚持临床应诊、会诊、科研、出国讲学、带徒等繁忙工作，直至2003年离世。

1981年，李氏在多年的针灸临床工作中，发现一些老弱妇孺病应该用针灸治疗，因畏针而失去了治疗的机会，李氏将自己的祖传的指针疗法，应用于临床，该疗法是以指代针，病人不觉痛苦，但指针疗法非要有一定的中医传统康复导引功夫和指力才能达到治疗的效果。指针疗法对头部及五官疾病效果较好，如头痛、眼疾、耳鸣耳聋等。李氏赴北京给中央首长治病时，多用指针疗法，效果颇佳。卫生部批准了成都中医药大学附属医院成立针灸指针研究室，以推广李氏的指针疗法。李氏亲自带领研究室，承担了国家和省级多项中医药科研课题，开展了对李氏诊治经验的整理和临床研究。1986 年，国家"七五"重点攻关项目"李仲愚杵针疗法研究"中标，这是李氏家族 14 代的治病绝招，被无私地奉献出来，并由李氏口述讲解，亲自操作示范，指导临床研究。1989 年获四川省科学进步二等奖。1991 年针灸指针研究室还申报了国家中医药管理局的科研项目"李仲愚穴位药贴疗法的实验及临床研究"，以及治疗耳聋耳鸣的"启聋片"的临床观察。李氏临床经验相当丰富，对一些奇难杂症有独特的治疗方法和显著的疗效。如癫、狂、痫、中风后遗症、痴呆（脑萎缩、小儿脑发育不全等），也逐步应用现代先进的科学手段，全面整理，深入研究，推广应用。

李氏于 1983 年 3 月 7 日向时任全国人民代表大会常务委员会委员长彭真写了一封信，反映了中医队伍后继乏人的问题。他在信中述说了中医人员比 50 年代中期下降的六个原因。彭真委员长看了信后，批示指出："李仲愚大夫是一位有真才实学，年逾花甲，学而不厌，诲人不倦的传统医学专家。他反映的情况，不是个别，值得注意，可供你们考虑，发展现代医学和传统医学

问题时的参考。"并转给时任卫生部部长崔月犁，继而卫生部将信和批示发至全国各省市自治区。李氏的信，促进了四川及全国各省市自治区振兴中医工作会议的召开；促成卫生部拨款支持全国部分中医药大学及附属医院的建设。

改革开放后，每年有数批外籍（美国、英国、法国、德国、以色列、日本、新加坡、加拿大）及中国港澳台地区的学员跟随老先生学习中医（方药）、针灸、杵针、中医传统康复导引、易经理论及临床实习。1993 年老先生应德国针灸学会邀请，到德国讲学中医（方药）、针灸杵针、中医传统康复导引等，很受欢迎。

李氏对医疗技术精益求精，一丝不苟，不自我炫耀，态度谦恭，实事求是，不固步自封，无门户之见。在繁忙的诊务和科研工作之外，还孤灯寒夜，秉笔疾书，总结经验，出版专著，传授知识，毫不保守。现已由四川科技出版社出版有《中医传统康复导引灵源发微》《杵针治疗学》等专著，并有多篇论文发表在各类报刊杂志上。1991 年被国务院第一批授予有特殊贡献的专家称号，获享受政府津贴的荣誉。李氏，集医道（有著作，历任四川省针灸学会会长等职，曾为党和国家领导人治愈疑难杂症）、哲学（精通诸子与易学等）、宗教（善华严、密法等，曾以居士身份任成都市佛教协会副会长、更有多宝道人之誉）、文化（有诗作，字画俱佳）于一身，讲、辨、著、做（临床）皆能，更难得慈悲济世，以出世精神，做入世事业，为不可多得的一代明医。

第 15 代传承人钟枢才、李淑仁、赵文、邓又新等全面继承李老学术思想，为杵针流派奠定了坚实的基础。第 16 代传承人钟磊、樊效鸿、黄勇、晋松、张小彦、郑有佰、陈廷辉、杜越等依托成都中医药大学附属医院建立四川李氏杵针流派传承工作室，更加科学有效地继承发扬，不断拓展杵针在临床上各个领域的应用。第17代传承人董远蔚、王鑫灵、陈日高、冯大刚、吕品、杨斐、唐国盛、李杨、陈震、何文钦、苟鑫、潘若曦等在第15代、第16代传承人孜孜不倦的培养下已逐渐能够在临床上独当一面，并在更宽广的领域推广杵针治疗这一临床适宜技术。

"四川李氏杵针流派传承工作室"为国家中医药管理局于2012年遴选的全国首批64家中医学术流派传承工作室建设项目之一。在国家中医药管理局、四川省中医药管理局、国家中医药管理局中医学术流派传承推广基地（广州）的领导下，受到成都中医药大学附属医院建设单位的高度重视，通过工作室全体人员共同努力，在梳理传承脉络、完善学术思想、提炼诊疗技术、挖掘流派文化、建设传承平台、培养多样化人才、建设示范特色门诊、开发特色制剂、推广诊疗技术、建设流派网站等多个方面进行有序建设。

## ◆ 第二节　李仲愚先生学术思想概述及师承途径

### 一、李仲愚先生学术思想概述

杵针疗法为中国医经所未载，《道藏》典籍亦未见记述。在秘传过程中，只是口授其方法，无文字记载。然而其学术思想源于羲黄古易，其辨证、立法、取穴、布阵，多寓有《周易》《阴

符》、理、气、象、数之意，与中医学理论水乳相融。此绝技幸传于李氏家族，亦幸入于医家，不尔，亦与东流同逝矣！

杵针疗法的辨证思想与中医学理论相同。其不同之处：①不用药物，但也不排除用药。②虽属针灸疗法，而不刺入穴下，故无破皮伤肌之苦，无创痕感染之忧。病者易于接受，妇孺皆无惧怯，故较易于推广。③取穴精当，以原络、俞募、河车、八阵之穴为主，天应为导，易于学习掌握。有利无弊，有病治病，无病强身，诚治病之王道，保健之宝筏也。杵针疗法为中医治疗学开拓了新的领域，尤其为中老年强身保健提供了极有益的方法。20世纪70～80年代，李仲愚先生为利益于广大人群，遂逐渐公开此方法。

李仲愚先生毕生贯通儒、释、道、医四家之学，坚守身心统一的哲学思想，其学术思想，是以慈悲济世为基础，拔苦予乐为根本，方便达观为究竟，将敬畏生命、摄护生命、修养生命与觉悟生命四个阶次，彻底融会贯通。故李先生学术思想的关窍，只在应机协助患者生命品质的提升，唯在襄助患者生命景观的拓展。所谓医不叩诊随缘即诊，道不轻传应机亦传。是觉悟转身与转身觉悟无限之大机大用。

## 二、师承李仲愚先生学术思想的基本途径

师法李先生医道，需立足身心统一与人文关爱，从哲学文化积累、医经医理辨析、临床综合治疗等方面下手，以完成医家人格的养成，辨证施治哲学思想的完备以及医艺道术的统一。

**（一）哲学文化积累**

李先生幼攻儒术，稍长研习老、庄并诸子之学，终以佛学为指归，并于禅、密、净具有高深的证悟功夫。教导学生，因材施教，故圆融自在。

**1. 儒家哲学文化**

初学者需熟读《四书》（《论语》《孟子》《大学》《中庸》），掌握儒家基本思想、社会伦理观念及知行合一的哲学取向，心能仁者爱人、身能宽以待人、意能辞让恕人。高级者需进一步学习《尚书》《礼经》《诗经》等，了解掌握儒家孔子学说到王阳明心性学说的流变等，学修、学养、学以致用，矢志立德、立功、立言。由此培育完整的儒家人格，实践知行合一，亦因此树立医家的社会责任感。

**2. 道家哲学文化**

初学者需熟读《道德经》《阴符经》及《太上感应篇》，能一慈二俭，立志做一个有道德的人。高级者需全面了解《庄子》《列子》《淮南子》等哲学观念，进学《素书》与《孙子兵法》，明白道家张三丰、王重阳、陶弘景等祖师行迹，以孙真人为榜样，自觉追求生命真谛，誓愿普救含灵之苦。由此培育敬畏天地生命的胸襟，观天之道，执天之行，升华医家人格。

**3. 佛家哲学文化**

初学者需熟读《心经》《金刚经》《阿含经》、净土五经一论等，掌握四谛十二因缘的佛教生命观，培育般若智慧，志愿自觉

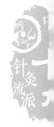

觉他。高级者需进一步研习《妙法莲华经》《华严经》《楞严经》《大般若经》《现观庄严论》《成唯识论》和《瑜伽师地论》等，以利益众生为己任，救度众生身心疾苦。由此养成以出世之心，做入世事业的担当精神，以觉悟生命的指归，圆融大医精诚的智慧与品质。

李先生医道，本于《周易》哲学（"和顺于道德而理于义，穷理尽性，以至于命"的性命双融、身心统一的哲学思想）、《黄帝内经》和《神农本草经》，遣方用药，依伤寒主旨，简便深刻而疗效显著。但临床又依易学变易思想，融汇孙真人时方及温病诸家精髓，洞明练达，卓越成家。

初学者需理解《周易》，掌握《内经知要》《神农本草经》和《雷公药性赋》，记诵汪昂《汤头歌诀》，明辨易为医之体，医为易之用根本，了知人类进步由宗教而艺术再科学技术的历程，使能运用生命科学辨证施治理法，熟练救治临床常见病证。高级者需研习《周易》《内经》《本草经》《针灸甲乙经》，掌握《伤寒杂病论》《金匮要略》、孙真人《千金方》、黄元御《四圣心源》、陶弘景《辅行诀脏腑用药法要》、吴鞠通《温病条辨》，掌握唐宗海《中西汇通医书五种》精神实质，了解化学医学、生物医学基础知识与西方自然医学进展，修学内功，精确运用中医身心统一的辨证哲学，融汇理、法、方、药、技术，救治奇难杂症并具备中医研究与著作能力。

**（二）临床综合治疗**

李先生的医技精华根本，是综合应用汤药、针灸、薄贴、导引诸般法术，使相互补充发挥而升华医道的品质，助益人生，追求医家社会价值的圆融。

**1. 汤药**

初学者需掌握伤寒与温病学派理法方药，能熟练以内服外洗汤液，治疗内、儿、妇、外及五官科常见病。高级者需掌握用药法要与《周易》的理、气、象、数，临床能救治各种奇难杂症，对心衰、风湿类风湿、癌症、白血病与血证、肾衰、肝硬化等急危重症，具有显著疗效。

**2. 针灸和杵针**

（1）毫针：初学者需精确掌握孙真人"千金十要穴"、马丹阳"天星十二穴"及奇经八脉、十二正经要穴，善治各科常见疾病。高级者尚需掌握飞腾八法及子午流注针法，精密掌握提插捻转补泻之法，善治各科奇难杂症。

（2）杵针：初学者需全面掌握八阵穴、河车路等，能运用杵针治疗各种常见疾病。高级者需实证河车原理，并依于夹脊河车，掌握布阵原理，运用杵针、指针治疗奇难杂症，纠正中医传统康复导引偏差等，能为各类修行者提供经络导引的助缘。

（3）灸法：初学者需掌握强壮及补泻治疗法则，临床能熟练运用灸法治疗各种常见病，并能随证配制常用灸药。高级者需进一步掌握太乙熏气法等临床显效的法术，善于救治急危重症，并能辅助修习者纠正偏差、导引经络。

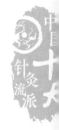

### 3．薄贴

初学者能制作黑膏药、黄膏药，了知升丹、降丹原理与操作，掌握兑丹、烤丹并运用于临床。高级者需能依据中医理法，对症配制各类黄、黑膏药和外用、内服药酒，善用相关毒药救治奇难杂症。

### 4．导引

初学者需掌握中医传统养生康复导引，能指导各类人群进行康复治疗和健康养生。

综上所述，李仲愚先生以丰厚的传统文化学养，精微辨析掌握医道理法方药，以性命双融、身心统一为旨归。加上慈悲济世的襟怀，汤液、针灸、薄贴、导引综合治疗应用，则不唯救治疾病，更为沟通升华患者先天后天经络与功能，和谐身心性命、升华生命品质提供了方便和可能。

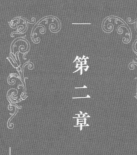

第二章

流派诊疗特色与技术

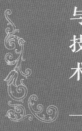

## ◈ 第一节　杵针的特点

杵针除工具特殊以外，还具有人文关爱、讲究布阵和选穴精简等特点。

### 一、人文关爱

到目前为止，不仅许多小孩，即使老人与成人，也都难以克服恐针感。杵针以不刺破皮肤的方式（以现代医学术语说，是无菌性物理疗法），既避免了畏针人群的恐惧感，又根绝了感染的可能。

### 二、以布阵代替配穴

前面已说到的杵针的几组布阵，其实，人体全身的相关部位都可以布阵，比如人的耳朵可以布阵，人的眼睛也可以布阵，人的鼻子、口腔、腹部和肢体均可以布阵。

阵与阵之间是否会相互制约呢？不会。人体的经络是立体的，有如华严世界。所以，杵针布阵，绝不怕此阵与彼阵联通，也不怕此阵与彼阵重复。恰如广厦与夜市，数十盏灯到千万盏灯的灯光并没有相互妨碍，而是光光相融，相互印证与发挥。这便是杵针与指针布阵的秘密。

### 三、选穴精简、临床施治方便

道教祖师马丹阳，正是为了方便更多患者，总结发明了天星十二穴，即选手脚端十二正经诸穴，依"本经有病本经求，本经有病他经求"的理念，统治人体各种疾病。既给妇女不解衣裙的方便，又给全体患者冬天不脱棉衣的方便。杵针不仅具有取穴的方便，又有选一定的河车路与八阵穴统治一类证候的方便。则不论其细微的辨证辨病清不清楚，只要判明阴阳，即可选补、泻、平补平泻之法，将治病和强身统一起来，切实提高临床疗效。

杵针除八阵穴、河车路和八廓穴以外，其选穴都很精简，远没有毫针选用的穴位多。比较重要的有：

#### （一）奇经八脉交会的八个穴

公孙通过足太阴脾经入腹会于关元，与冲脉相通；内关通过手厥阴心包经起于胸中，与阴维脉相通；外关通过手少阳三焦经与阳维脉相通；足临泣通过足少阳胆经过季胁，与带脉相通；申脉通过足太阳膀胱经与阳跷脉相通；后溪通过手太阳小肠经交肩会于大椎，与督脉相通；照海通过足少阴肾经循阴股入腹达胸，与阴跷脉相通；列缺通过手太阴肺经循喉咙，与任脉相通。

#### （二）十二经的原穴和络穴

人体十二正经，有井、荥、输（原）、经、合各穴。元代推广的子午流注针法，即专用此六十六穴。而杵针，则只选用十二正经的原穴和络穴，共二十四穴。肺原太渊，相表里者为大肠，故络偏历；余下是脾原太白，胃络丰隆；心原神门，小肠络支正；

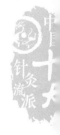

肾原太溪，膀胱络飞扬；肝原太冲，胆络光明；心包原大陵，三焦络外关；大肠原合谷，肺络列缺；胃原冲阳，脾络公孙；小肠原腕骨，心络通里；三焦原阳池，心包络内关；膀胱原京骨，肾络大钟；胆原丘墟，肝络蠡沟。这样，将阴阳表里沟通，治病很是方便。除此之外，即是"阿是穴"。

### （三）八会穴

歌曰："气会膻中血膈俞，筋会阳陵脉太渊，骨会大杼髓绝骨，脏会章门腑中脘。"具体说来，即凡气病选膻中，血病选膈俞，筋病选阳陵泉，脉病取太渊，骨病取大杼，髓病取绝骨，脏病取章门，腑病取中脘，临床均有良效。

### （四）胸部最重要的 12 个募穴

中府（肺募）　　膻中（心包募）

巨阙（心募）　　期门（肝募）

日月（胆募）　　中脘（胃募）

天枢（大肠募）　关元（小肠募）

石门（三焦募）　中极（膀胱募）

章门（脾募）　　京门（肾募）

运杵针于 12 募，仅用奎星笔即可。

指针和杵针，看似分途，其实同宗。分开来说，指针和杵针可以相互补充；合起来看，指针涵盖了杵针的心法，杵针则丰富了指针的应用。

**（五）马丹阳天星十二穴歌**

详细论述请见本章第十一节马丹阳与"天星十二穴"。

> 三里内庭穴，曲池合谷接，
>
> 委中配承山，太冲昆仑穴，
>
> 环跳并阳陵，通里并列缺，
>
> 合担用法担，合截用法截。
>
> 三百六十穴，不出十二诀，
>
> 治病如神灵，浑如汤泼雪，
>
> 北斗降真机，金锁教开彻，
>
> 至人可传授，匪人莫浪说。

## ◈ 第二节　杵针疗法常用的特殊穴位

杵针疗法，乃全国名老中医李仲愚老先生继承杵针后，又经六十多年精深研究发展起来的一种独特疗法。该疗法特点是针具不刺入皮肤肌肉之内，无疼痛伤害之苦，无相互感染之虑，兼针刺与按摩之长，病人易于接受，老弱妇孺皆无惧怯，是一种安全有效的物理疗法。临床上对多种急、慢性疾病的治疗与康复均能收到满意的效果。

杵针疗法为历代医经所未载，《道藏》典籍亦未见记述。为丹道家养生导引之辅助工具，在秘传过程中，只是口传其方法，没有文字记载。然而，其学术思想源于羲黄古易，其辨证、立

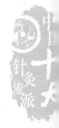

法、取穴、布阵，多寓有《周易》《阴符》、理、气、象、数之意，和祖国医学理论水乳相融。该疗法曾列入国家"七五"重点科研攻关项目，1990 年通过专家鉴定和国家验收，并获得 1989 年度四川省科学技术进步二等奖，四川省中医药科学进步二等奖。

杵针疗法治疗疾病有特殊的工具，运用不同的手法，在针灸常用腧穴和杵针疗法的特殊穴位上进行治疗。

杵针疗法治病时的选穴与针灸疗法选穴基本相同，但杵针疗法有其特殊穴位：

# 一、八阵穴

八阵穴是以一个腧穴为中宫，把中宫到一定距离作为半径，画一个圆圈，把这个圆圈分为八个等份，即天、地、风、云、龙、虎、鸟、蛇，分别与八卦相应为乾、坤、坎、离、震、巽、艮、兑，形成八个穴位，即为外八阵。再把中宫到外八阵的距离分为三等份，画成两个圆圈，即为中八阵和内八阵。内、中、外八阵上的穴位就形成了八阵穴（图 1）。

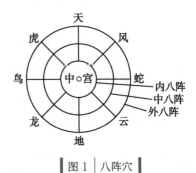

图 1 八阵穴

## （一）泥丸八阵（百会八阵）

定位：以泥丸（百会穴）为中宫，百会穴到印堂穴为半径所形成的八阵穴为泥丸八阵。

主治：中风偏瘫，失语，偏正头痛，目眩，耳鸣耳聋，脑鸣，失眠，健忘，肢体痿废，癫、狂、痫等神经、精神系统的病证。

手法：杵针点叩、升降、开阖、运转、分理。

**（二）风府八阵**

定位：以风府穴为中宫（风府穴在项后正中，枕骨粗隆下两筋之间凹陷处，入发际一寸处），从风府穴到后发际边缘的长度为半径，所构成的八阵穴为风府八阵。

主治：中风，失语，头痛，颈项强痛，眩晕，鼻塞，鼻衄，咽喉痛，口腔红肿疼痛，耳鸣耳聋，失眠，健忘，癫痫，癔症，小儿惊风，半身不遂，四肢痿弱，痉挛等病证。

手法：杵针点叩、升降、开阖、运转、分理。

**（三）大椎八阵**

定位：以大椎穴为中宫（大椎穴在第7颈椎棘突下凹陷中），从大椎穴到左右旁开三寸处为半径，所形成的八阵穴为大椎八阵。

主治：颈项强痛，外感发热，咳喘，疟疾，骨蒸盗汗，癫痫，风疹等病证。

手法：杵针点叩、开阖、运转、升降、分理。

**（四）身柱八阵**

定位：以身柱穴为中宫（身柱穴在第2胸椎棘突下凹陷中），从身柱穴到左右魄户穴的距离为半径，所形成的八阵穴为身柱八阵。

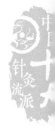

主治：外感发热，咳嗽，喘息，疟疾，癔症，癫痫，脊背痹痛，小儿惊痫，乳痈，胸痹，呕吐以及上肢痿弱，麻痹，瘫痪等病证。

手法：杵针点叩、升降、开阖、运转、分理。

### （五）神道八阵

定位：以神道穴为中宫（神道穴在第 5 胸椎棘突下凹陷中），从神道穴到左右神堂穴的距离为半径，所形成的八阵穴为神道八阵。

主治：心悸，怔忡，心痛，胸痹，心胸烦满，失眠，健忘，咳嗽，喘息，小儿惊风，乳痈，乳房肿块，食道梗阻，呕恶，嗳气等病证。

手法：杵针点叩、升降、开阖、运转、分理。

### （六）至阳八阵

定位：以至阳穴为中宫（至阳穴在第 7 胸椎棘突下凹陷中），从至阳穴到左右膈关穴的距离为半径所形成的八阵穴为至阳八阵。

主治：肝、胆、脾、胃、胰等脏腑病证。如胸胁胀满疼痛，呕吐，胃痛，痞满，黄疸，咳嗽，哮喘，疟疾，呃逆，嗳腐吞酸等病证。

手法：杵针点叩、升降、开阖、分理、运转。

### （七）筋缩八阵

定位：以筋缩八阵为中宫（筋缩穴在第 9 胸椎棘突下凹陷中），从筋缩穴到左右魄门穴的距离为半径，所形成的八阵穴为筋缩八阵。

主治：癫痫，脊强，胃痛，腹胀，呕吐，嗳气，呃逆，黄疸等肝、胆、脾、胃脏腑的疾病。

手法：杵针点叩、升降、开阖、运转、分理。

### （八）脊中八阵

定位：以脊中穴为中宫（脊中穴在第11胸椎棘突下凹陷中），从脊中穴到左右意舍穴的距离为半径，所形成的八阵穴为脊中八阵。

主治：腹痛，腹胀，泄泻，黄疸，痢疾，癫痫，小儿疳积，脱肛等脾胃疾病。

手法：杵针点叩、升降、开阖、运转、分理。

### （九）命门八阵

定位：以命门穴为中宫（命门穴在第2腰椎棘突下凹陷中），从命门穴到左右志室穴的距离为半径，所形成的八阵穴为命门八阵。

主治：腹胀，腹泻，遗精，阳痿，带下病，月经不调，痛经，经闭，耳鸣耳聋，水肿，遗尿，下肢麻痹，痿软，瘫痪，小便频数，小便短少，癃闭等病证。

手法：杵针点叩、升降、开阖、运转、分理。

### （十）腰阳关八阵

定位：以腰阳关穴为中宫（腰阳关穴在第4腰椎棘突下凹陷中，与髂前上棘平齐），从腰阳关穴到左右大肠俞穴的距离为半径，所形成的八阵穴为腰阳关八阵。

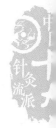

主治：腹痛，腹泻，痢疾，脱肛，便秘，遗精，阳痿，早泄，月经不调，痛经，经闭，带下，腰骶强痛，下肢痿弱，强直，痉挛或麻木，疼痛等病证。

手法：杵针点叩、升降、开阖、运转、分理。

### （十一）腰俞八阵

定位：以腰俞穴为中宫（腰俞穴在骶管裂孔处），从腰俞穴到左右秩边穴的距离为半径，所形成的八阵穴为腰俞八阵。

主治：腹痛，腹泻，便秘，脱肛，月经不调，痛经，经闭，崩漏，痔漏，腰脊强痛，下肢痿痹，强痛，遗精，阳痿，早泄，带下等病证。

手法：杵针点叩、升降、开阖、运转、分理。

八阵穴的布阵是灵活多变的，不仅在头面，背部督脉，腹部任脉上布阵，而且还可采取俞募配穴、原络配穴及在阿是穴上布阵。总之，临床上要根据病情辨证选用。

## 二、河车路

人体气血是通过经络的运行，周而复始，如环无端不停地升降运转。杵针疗法就是通过杵针在人体河车路上，通过施行各种手法，促进人体气血运行，畅通经脉，从而达到治病的目的。

人体的河车路可分为头部河车路，腰背部河车路，胸腹部河车路。各部河车路根据所属脏腑和主治不同，又可分为若干段（图2）。

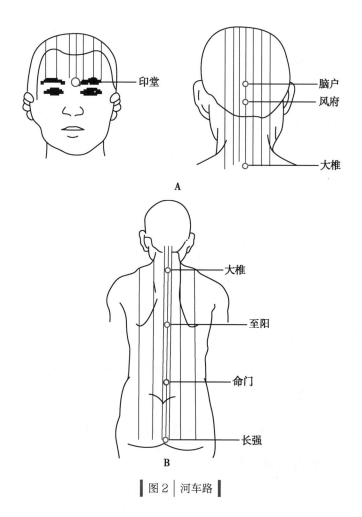

图 2 │ 河车路

## （一）头部河车路

### 1. 河车印脑段

定位：头部河车路印脑段共有 7 条；中间 1 条从印堂穴到脑户穴，为督脉经；图 2 头部、腰背部河车示意图目内眦至相对应的脑户穴旁，为第 2 条线；瞳仁正中至相对应的脑户穴旁，为第 3 条线；目外眦至相对应的脑户穴旁，为第 4 条线。其中，印堂

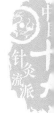

25

至脑户穴督脉线为单线，其余 2、3、4 条为左右对称，共 6 条，加上正中 1 条，共 7 条。

主治：中风瘫痪，肢体痿软，痉挛，抽风，头风，失眠，眩晕，癫痫，狂症，目疾，耳病，目病。

手法：杵针点叩、升降、开阖、运转、分理。

**2. 河车脑椎段**

定位：从脑户穴到大椎穴和脑户穴到大椎穴两旁与两眼内眦、外眦及瞳仁之间的距离相等的左右三条线，为河车脑椎段，在此河车路上有七个穴位，即眼点、鼻点、耳点、口点、唇齿点、舌点、咽喉点。这七个穴位，分别在脑户穴至大椎穴的河车路线上的七分之一处。

主治：眼、耳、口、鼻、舌、唇齿、咽喉诸证以及眩晕、失眠、心悸等病证。

手法：杵针点叩、升降、开阖、运转、分理。

**（二）腰背部河车路**

**1. 河车椎至段**

定位：从大椎穴到至阳穴的中线和从大椎穴到至阳穴的脊柱两旁的三条线，即脊柱（督脉线）旁开五分的第 1 条线，该线与夹脊穴连线相同；脊柱（督脉线）旁开的一寸五分的第 2 条线，该线与足太阳膀胱经在背部的第 1 条线相同；脊柱（督脉线）旁开 3 寸的第 3 条线，该线与足太阳膀胱经在背部的第 2 条线相同。在第 1 条路线上有大椎点、陶道点、风门点、肺点、心包点、心点、督点、膈点，每穴与该段督脉经和足太阳膀胱经的同名腧穴相对应。

主治：大椎点、陶道点、风门点段河车路主治咳嗽，喘息，感冒，温邪初起，疟疾等病证。肺点、厥阴点、心点、督点、膈点段河车路主治胸闷、胸痛、心悸、怔忡、健忘、心痛等心肺疾病以及噎膈、呃逆、呕吐等肺胃疾病。

手法：杵针点叩、升降、开阖、运转、分理。

**2. 河车阳命段**

定位：从至阳穴到命门穴的正中线和从至阳穴到命门穴的脊柱两旁的三条线，即督脉旁开五分的第 1 条线；脊柱（督脉线）旁开一寸 5 分的第 2 条线，该线与足太阳膀胱在背部的第一条线相同；脊柱（督脉经）旁开三寸的第 3 条线，该线与足太阳膀胱经在背部的第 2 条线相同，为河车阳命段。在第 1 条路线上有膈点、胰点、肝点、胆点、脾点、胃点、三焦点、肾点，每穴与该段督脉经与足太阳膀胱经的同名俞穴相对应。

主治：胃脘痛，胁肋痛，腹胀，腹泻，痢疾，呃逆，呕吐，嗳气，便秘，尿频，尿急，尿痛，血尿，遗尿，月经不调，痛经，经闭，崩漏，带下，遗精，阳痿以及下肢痿弱，瘫痪等疾病。

手法：杵针点叩、升降、开阖、运转、分理。

**3. 河车命强段**

定穴：从命门穴到长强穴的中线和从命门穴到长强穴的脊柱

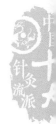

两旁的三条线，即脊柱（督脉经）旁开5分的第1条线；脊柱（督脉）旁开1寸5分的第2条线，该线与足太阳膀胱经在背部的第1条线相同；脊柱（督脉经）旁开3寸的第3条线，该线与足太阳膀胱经在背部的第2条线相同。

主治：脊强腰痛，遗尿，尿频，泄泻，遗精，阳痿，腹痛，腹胀，月经不调，痛经，经闭，赤白带下，流产，头晕耳鸣，耳聋，癫痫，惊恐，手足逆冷，下肢痿痹，中风下肢不遂，腰膝酸软无力，潮热盗汗，骨蒸劳热。

手法：杵针点叩、升降、开阖、运转、分理。

### （三）胸腹部河车路

胸腹部河车路为河车前线，该线从任脉经的天突穴直下，经过胸，上腹，下腹到会阴处，与督脉经相交。从任脉经两旁的左右三条线为河车左右线。河车前线可分为以下几段（图3）。

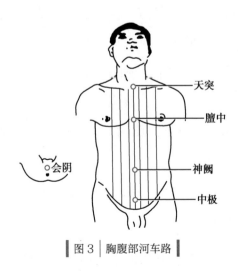

图3 胸腹部河车路

### 1. 河车天膻段

定位：从任脉经的天突穴到膻中穴的任脉经中线，和任脉经旁开 5 分、1 寸 5 分、3 寸的三条线，为河车天膻段。

主治：食道、心、肺、膈等急、慢性疾病，如胸痹、心痛、咳嗽、喘息、呃逆、心悸等病症。

手法：杵针点叩、升降、开阖、运转、分理。

### 2. 河车膻阙段

定位：从膻中穴到神阙穴的任脉经正中线，和任脉经旁开五分、一寸五分、三寸的三条线，为河车膻阙段。

主治：脾、胃、肝、胆疾病，如胃脘胀满、疼痛、呃逆、呕恶、胸痹、胁痛等病症。

手法：杵针点叩、升降、开阖、运转、分理。

### 3. 河车阙极段

定位：从神阙穴到中极穴的任脉正中线，和任脉经旁开五分、一寸五分、三寸的三条线为河车阙极段。

主治：大肠、小肠、尿道、膀胱、盆腔、子宫等脏器的病变，如淋证，尿闭，尿血，腹泻，便秘，痢疾，小腹痛，月经不调，痛经，经闭，崩漏，带下，遗精，阳痿，不孕，疝气等病症。

手法：杵针点叩、升降、开阖、运转、分理。

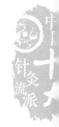

# 三、八廓穴

## （一）眼八廓

定位：眼八廓就是把眼眶周围眼眶骨的边缘分作天、地、山、泽、风、雷、水、火八个点（图4）。

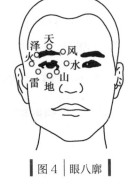

主治：目赤，目肿，目痛，溢泪，云翳，胬肉，瞳神缩小或散大，视物昏花，视物不正，弱视，复视，畏光羞明，眼见红星、飞蚊、黑点等眼病。

手法：杵针点叩、开阖。

## （二）耳八廓

定位：沿耳根周围分成天、地、山、泽、风、雷、水、火八个点，称为耳八廓（图5）。

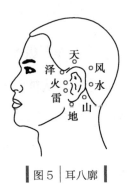

| 图5 | 耳八廓 |

主治：耳病，如耳内溃脓流液，红肿、疼痛，耳鸣，耳聋以及腮部红肿疼痛等病证。

手法：杵针点叩、开阖。

## （三）鼻八廓

定位：以鼻端的素髎穴平行到迎香穴的距离为半径画一个圆圈，把这个圆圈分成为天、雷、水、火八个点为鼻八廓

国家中医药管理局厘定中国十大针灸流派

（图 6）。

主治：鼻部疾病，如鼻塞，鼻鸣，鼻渊，鼻流浊涕，鼻流腐物，鼻不闻香臭等疾病。

手法：杵针点叩、开阖。

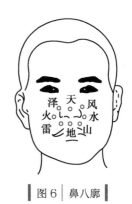

图 6　鼻八廓

## 四、面部五轮穴

定位：①前发际上从神庭穴到左右头维穴，下从两眉之间的印堂穴至左右眉梢为火轮；②上从印堂穴，下到鼻准，两旁从攒竹穴到内眼角，从内眼角环行到左右的迎香穴为土轮；③从人中穴到迎香穴，从迎香穴下行到地仓穴，再至颏部为水轮；④左颧部为木轮；⑤右颧部为金轮。五轮当中，火轮属心，土轮属脾，水轮属肾，木轮属肝，金轮属肺。面部五轮（图 7）。

主治：火轮治疗心的疾病；水轮治疗肾的疾病；木轮治疗肝的疾病；金轮治疗肺的疾病；土轮治疗脾的疾病。还可以治疗相应部位的疾病。

手法：杵针点叩、升降、开阖、运转、分理。

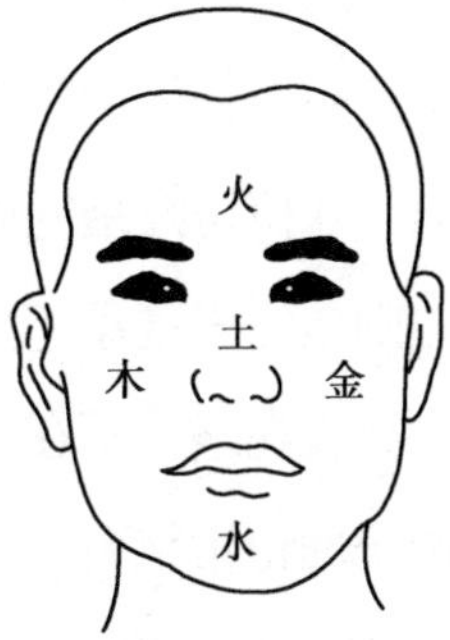

图 7　面部五轮

附注：五轮之中又可分为中央、东、南、西、北和图 7 面部五轮示意图东北、东南、西南、西北四隅，各具九注，这样就组成了九宫八卦，每卦还可以根据病情施以迎随治疗。

## ◇ 第三节　独创奇穴，疗效非凡

针灸奇穴在临床上的疗效和作用，以及特殊的取穴定穴方法，为历代针灸学家所推崇和重视。奇穴补充了十四经经穴的不足，丰富了针灸治疗学的范围。笔者在长期的针灸临床实践中，集诸师之长而扬奇穴经验于针灸学术界，独具针灸学术特色和临床特色。"圣人之定穴也，有奇有正""而定穴兼夫奇正，尤智巧之所存""而奇穴者，则又旁通于正穴之外，以随时疗症者也"（《针灸大成·策·穴有奇正策》），作为奇穴既可反映经络的生理和病理现象，又在腧穴对经络脏腑气血的调节作用上发挥特殊的效应，所以笔者提出了"经外奇穴是在人体经络轨道网络上的腧穴"。如果说是经典外的穴位是可以的，因为经典中收集的穴位限于当时的发现，也存在有的穴位未吸入经典之中，而后世医家才发现的穴位。如果说经外奇穴是经络以外的穴位，那完全是错误的，经络是精、气、神运转的轨道，穴位是经络回旋转折之处，离开经络则无穴位存在的条件，穴位则是经络现象和实质反馈的基础，故凡穴位都是在经络之中，不在经就在络，不在此经就在彼经。以易学思想同中医学、针灸学的传统理论相结合，形成了以临床验证实效的奇穴，这是笔者提倡的"医道朔源，取效临床，证之实验，古今汇通"的学术风格。

### 一、北辰穴

北辰穴以易学天人合一的理论，太极一气流行的经络学说为指导，以天之二十八宿朝拱北斗而寓寄于人体北辰奇穴。其六位在头部，属络脑髓，奇寓元神，具有调节脏腑经络、气血阴阳的作用。"头为诸阳之会""三百六十五络皆归于头""十二经脉清阳之气皆上于头而走空窍"。因此，人的元神活动状态直接关系到全身各脏腑的生理功能。北辰穴分列为四段，每段有穴位7个，共计28个穴位。

### （一）取穴方法

从神庭穴至百会穴的连线（督脉经循行处）为北辰穴正中线，再分别从两眼目内眦、瞳孔中间、目外眦向头顶引正中线的平行线，左右各3条，共6条，加正中线一条，共计7条，称之为经线。又从神庭穴沿发际引1条与经线相交的纬线，形成7个交叉点，称为北辰穴第1段。另从百会穴向两耳尖引1条与经线相交的纬线，同样形成7个交点，称为北辰穴第4段。在第1段与第4段之间，引两条纬线，将经线平分为三段，依次序即为北辰穴第2段和北辰穴第3段。每段7个穴位，共28个穴位（图8）。

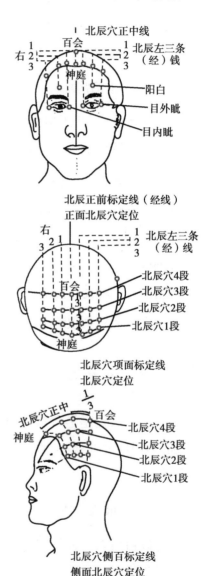

图8 | 北辰穴

### （二）针刺方法

在经线与纬线的交点处，即北辰穴，用毫针沿经线方向沿皮刺0.5～1寸，每次取1段北辰穴，交替选用。根据病情需要，也可4段北辰穴同时取用，采用鱼贯透刺法，从第1段透刺到第4段。

### （三）主治病症

笔者常用北辰穴治疗中风偏瘫、口眼㖞斜、语言謇涩、手足痿躄等神经系统病症。北辰穴有化瘀通窍、祛痰活络的作用。

北辰穴在取穴定位上与20世纪70年代兴起的头针疗法不同，头针疗法是现代医学大脑皮层功能定位理论指导下，以头皮的特定刺激区而确立的针刺疗法。北辰穴是李氏的祖传奇穴，在易理的指导下，结合中医"病下取上"的针灸治疗原则下而确立的特殊针刺疗法。北辰穴分为4段，可以交替选用，避免了单一的头穴区反复刺激的不良反应。

## 二、八荒穴

八荒穴也是笔者常用的头部奇穴，该穴是以易学八卦原理，即以八卦相应的乾、坤、坎、离、震、巽、艮、兑八方定位在头部的奇穴。

### （一）取穴方法

以百会穴（天谷穴）为中宫（作中心），从百会穴前至神庭穴的距离作为半径，画一个圆圈，把这个圆圈分为八个等分点，即天、地、风、云、龙、虎、鸟、蛇与八卦相应的八方（北、南、西南、东南、西北、东北、东、西），形成八个穴位，即为外八荒。再把中宫至外八荒的距离分作三等份，画成两个圆圈，即为中八荒和内八荒。中内外八荒二十四个穴位就构成了八荒穴（图9）。

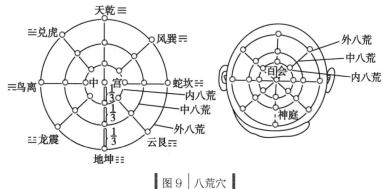

图9 八荒穴

### （二）针刺方法

用毫针沿皮刺0.5～1寸，针尖朝向内（百会）或朝向外（神庭穴）均可，一般每次取一组八荒穴（8个穴位），也可两组或三组同时取。

### （三）主治病症

笔者常用八荒穴治疗中风偏瘫，偏正头痛，眩晕，失眠，健忘，痴呆以及癫、狂、痫病症。

### （四）典型病例

唐某，男，76岁，因脑萎缩，脑动脉硬化症，兼有慢性阻塞性肺病，于1992年10月住院治疗。长期伴有失眠，四肢震颤，甚至抖动，严重时影响日常生活进餐和行走，脑CT照片显

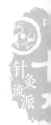

示脑萎缩。曾服用安定和补充钙剂以及其他西药治疗见效不显，仍然通夜失眠，四肢震颤。中医辨证诊断为失眠，震颤，属肝肾亏损，心神失养。予以八荒穴针刺治疗，行补法，每日取一组穴，配合四关穴、内关、阳陵泉等穴治疗，针后当日晚上即能入睡1～2小时，3天后四肢震颤开始减轻，半月后每晚可睡2～3小时，四肢震颤明显减轻，日常生活基本上能自理。

## 三、十鬼穴

十鬼穴与针灸古籍中的"十三鬼穴"不同，十鬼穴大都与手足经脉在四肢末端的井穴部位相关，为脏腑经气注输出入之处，具有调节脏腑经脉气机逆乱的作用。

### （一）十鬼穴的定位方法（表1）

**表1　十鬼穴定位**

| 名称 | 定位 | 相应经穴名称 |
| --- | --- | --- |
| 鬼眼 | 拇指桡侧爪甲角旁约0.1寸处 | 少商 |
| 鬼鼻 | 食指桡侧爪甲角旁约0.1寸处 | 商阳 |
| 鬼心 | 中指桡侧爪甲角旁约0.1寸处 | |
| 鬼耳 | 第4指（无名指）尺侧指甲角旁约0.1寸处 | 关冲 |
| 鬼听 | 小指尺侧指甲角旁约0.1寸处 | 少泽 |
| 鬼哭 | 足大趾内侧趾甲角旁约0.1寸处 | 隐白 |
| 鬼口 | 第二趾外侧爪甲角旁约0.1寸处 | 厉兑 |
| 鬼意 | 足中趾外侧爪甲角旁约0.1寸处 | |
| 鬼胆 | 第四趾外侧爪甲角旁约0.1寸处 | 足窍阴 |
| 鬼头 | 足小趾外侧趾甲角旁约0.1寸处 | 至阴 |

### （二）主治病症

笔者常用十鬼穴治疗郁证、失眠、癔症，癫证。包括现代医学中的神经官能症，更年期综合征，抑郁性神经病，癔症，癫、狂、痫以及练中医传统康复导引出现偏差等范围的病症。

### （三）操作方法

#### 1. 炷灸法

取米粒大小艾炷，着肤灸鬼穴上。①温补法：即艾炷着肤灸时，毋吹其火，待艾火燃至皮肉，按之，勿令灼伤其皮肤，如是者为一壮；②渲泄法：即艾炷着肤灸时，急吹其火，待艾炷燃近皮肤则扫除之，如是者为一壮。

凡用炷灸法，每于所取鬼穴上炷灸三壮为宜。

#### 2. 针刺法

取 5 分长的毫针，直刺穴位肌肤之下。欲补者，以轻而快之指法弹其针柄；欲泻者，以重而慢之指法弹其针柄，每隔 3 ~ 5 分钟弹针一次，三次后出针。

#### 3. 砭刺法

用三棱针在常规消毒的情况下，对所选鬼穴进行砭刺，放出绿豆大血滴为度。凡用砭刺法为泻法，多宜于实热证。

临床应用十鬼穴时，一般每次选取一对鬼穴为一组，如双鬼眼、双鬼鼻等。

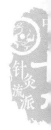

## （四）典型病案

袁某，女，48岁，商业职工，失眠，头痛1年，加重伴头面浮肿，心悸2个月，于1992年1月15日入院。曾于某省人民医院多次诊治，服用抗焦虑药物、镇静安眠剂及对症支持治疗见效不显。入院时头昏头痛加重，记忆、思维轻度减退，颜面浮肿，默默不欲饮食，情志悲观消沉，诸药寡效，苦不欲生。诊断：神经官能症，焦虑症，更年期综合征。中医诊断：郁证。治疗：用十鬼穴，每日一组穴位，每穴艾炷着肤灸3壮，当日灸后，自感心情舒畅，连续一周后诸症大减，后配以疏肝理气，解郁安神的中药治疗，郁证痊愈出院。

## ◇ 第四节　杵针工具

杵针根源指针，故杵针亦可说是指针的一种显像与表达。是在医家内力不具、指力不能透达脏腑之际的一种选择，亦为救生护生的一种方便。由于这种方便，杵针治疗的工具就显得很重要了。杵针是以一种特制的工具，通过一定的手法，刺激人体体表腧穴，但针具不刺入人体肌肤之内，作用于经络、脏腑，调和阴阳，扶正祛邪，疏通经络，行气活血，从而达到治病强身、康复保健的目的。

杵针是李氏继承家传，长期在临床上实践而发展起来的，能广泛运用于疾病的治疗、康复和强身保健的一种治疗工具。曾以牛角、檀木、玉石、银质等作为基本材料。到恩师李仲愚先生，遂以铜为基本材料，确定了一套四件杵针工具的标准，奠定了向社会推广的基础。

# 一、杵针的构造

杵针用牛角、优质硬木、玉石、金属等材料制作而成。杵针的结构可分为三个部分（图10）。

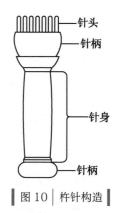

图 10 | 杵针构造

## （一）针身

医者手持处称为针身。

## （二）针柄

杵针两头固定针尖的部位称为针柄。

## （三）针尖

杵针的尖端部分称为针尖，是杵针直接接触腧穴的部分。

# 二、杵针的规格

杵针因临床时操作的手法和作用不同而名称各异（图11）。

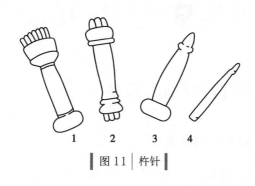

图 11 | 杵针

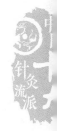

### （一）七曜混元杵

长 10.5cm，一头呈圆弧形，多在做运转手法时用，另一头为平行的 7 个钝爪，多在做分理手法时用。

### （二）五星三台杵

长 11.5cm，一头有三脚并排，另一头为梅花形五脚，多在做点叩、升降、开阖或运转手法时用。

### （三）金钢杵

长 10.5cm，一头为圆弧形，另一头为钝锥形，多在做点叩、升降、开阖手法时用。

### （四）奎星笔

长 8cm，一头为椭圆形，另一头为钝锥形，多在做点叩、升降、开阖手法时用。

▶ 视频 1 ｜ 杵针工具

## 第五节　杵针治疗前的准备

### 一、杵针针具的选择

杵针针具的选择，应以杵针无缺损，针尖无松动，针身、针柄和针尖光滑圆整，各类杵针的规格齐全者为佳。在临床使用时，还应根据患者的性别、年龄、形体的肥瘦，体质的强弱，病情的虚实，施治的部位，操作手法的不同，选择相应的针具。《灵枢·官针》篇说："九针之宜，各有所为，长短大小，各有所施。"杵针治病，也不例外。如面积大的河车路穴位，可选用七曜混元杵或五星三台杵做运转、分理手法治疗；人中、内关、至阴、少商等面积较小的穴位，可选用金刚杵或奎星笔做点叩、升降、开阖手法治疗。

## 二、体位的选择

对患者施术时采用的体位姿势，应以施术者能取穴准确，操作方便，病人肢体舒适，并能较长时间接受杵针治疗为原则。杵针治疗取穴体位主要有以下几种：

### （一）仰卧位

适用于取头、面、胸、腹部的穴位，和上、下肢部位的部分穴位。如上星、人中、膻中、关元，胸腹部的河车路天膻段、膻阙段、内关、足三里等穴。

### （二）侧卧位

适宜取身体侧面的少阳经穴位和上、下肢部分的穴位，如肩髎、环跳、日月、期门、风市、丰隆等穴。

### （三）俯卧位

适宜取头、项、脊背、腰尻部腧穴和下肢背侧及上肢部分的

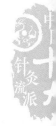

穴位，如百会、风池、风府，背部的河车路椎至段、阳命段、神道八阵、命门八阵、承扶、委中、承山等穴位。

### （四）仰靠坐位

适宜取头面部、颜面和颈前等部位的穴位，如上星、印堂、人中、天突、眼八廓等穴位。

### （五）俯伏坐位

适宜取后头和项、背部的穴位，如风池、风府、大椎八阵、身柱八阵等穴位。

### （六）侧伏坐位

适宜取头部的一侧，面颊及耳前后部位的穴位，如太阳、翳风、耳八廓等穴位。

### （七）其他

在临床治疗时，除上述常用体位外，对某些腧穴则应根据具体不同要求采取不同的体位。同时也应注意，若可能用一种体位取处方所选腧穴时，就不应采用两种或两种以上的体位。而应根据患者体质、病情等具体情况灵活掌握。

## 三、消毒

杵针治疗，一般针具只在腧穴的皮肤上进行点叩、升降、开阖、运转、分理等手法，不刺入皮肤、肌肉之内，故针具、腧穴部位和医者手指一般不必进行严格消毒处理。但是由于现代医疗的无菌意识增强，在进行杵针治疗前需用酒精对工具及施术部位进行消毒。

# 第六节 杵针治疗的手法

## 一、持杵和行杵

一般以医者右手持杵针，称为刺手，左手辅助治疗，称为押手。刺手的作用是执持杵针，直接在病人腧穴上施杵。押手的作用是固定腧穴，辅助刺手进行施杵。

### （一）持杵方法

**1. 执笔法**

以医者右手食指、中指及拇指持杵身，下端针柄靠在无名指上或用拇指、食指持针身，中指靠贴杵柄，如执笔一样（图 12）。

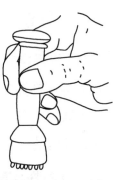

图 12 | 执笔法

此法适宜于头面、胸腹及四肢肌肉浅薄部位的穴位治疗。

**2. 直握法**

医者以右手拇指和其余四指相对握住杵身，如握拳法（图 13）。

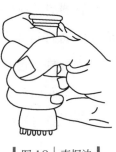

图 13 | 直握法

此法适宜于腰、背、骶及四肢肌肉丰厚部位的穴位治疗。

### （二）行杵方法

#### 1. 寻按行杵法

医者以左手拇、食二指寻按腧穴部位，右手循左手寻按部位行杵。此法宜手持七曜混元杵或五星三台杵做分理、运转手法的腧穴，如八阵穴、河车路等。

#### 2. 指压行杵法

医者以左手拇指前端寻压在腧穴旁边，右手持杵针紧靠左手拇指行杵，此法宜于奎星笔点叩的腧穴，如上星、人中等。

## 二、行杵的高度、角度、轻重、徐疾

在杵针操作中，正确掌握杵针施术的上下高度、角度、轻重、徐疾对提高杵针治疗效果，防止挫伤皮肤及肢体有着重要意义。临床上同一腧穴，由于杵针的高度、角度、轻重、徐疾不同，杵针透达体内的针感亦有差异，并直接影响到杵针治疗的效果。

### （一）行杵高度

行杵高度即杵尖与接触治疗部位体表皮肤间的距离。临床上因杵针器具的制作材料和施术手法、施术部位以及病人体质情况而定。若杵针工具质地重，病人体质瘦弱，施术部位面积较小的，则行杵高度稍低一些；若杵针工具质地轻，病人体质肥胖，施术部位面积较大的，则行杵高度稍高一些。总之，以病人在行杵时感到舒适为度。

### （二）行杵角度

行杵的角度，是在行杵时杵针针具与行杵部位皮肤表面形成的夹角，它是根据腧穴所在的位置和医者行杵时要达到的治疗目的结合而定的。一般有直杵、斜杵、旋转杵三种习用角度。

#### 1. 直杵

杵身与治疗部位皮肤表面呈90°，垂直行杵。此法适用于人体的大部分腧穴，也是临床上最常用的一种行杵方法。

#### 2. 斜杵

杵身与治疗部位皮肤表面呈30°～45°，倾斜行杵。此法宜于指掌、耳郭等部位的腧穴。

#### 3. 旋转杵

杵身与治疗部位皮肤表面呈90°旋转行杵，即顺时针或反时针旋转，此法常用于杵针运转手法，对腧穴面积较大的部位进行操作治疗，如八阵穴、河车路等。

### （三）行杵轻重

行杵轻重应根据杵针工具制作的材料质地、施术部位和病人体质情况而定。凡杵针工具质地轻，病人体质肥胖，施术部位肌肉丰厚的行杵较重；凡杵针工具质地重，病人体质瘦弱，施术部位肌肉瘦薄的行杵较轻。行杵轻重的标准是，轻：受术者有杵针治疗感觉，但不感到刺激偏重而不适。重：受术者能耐受行杵时的最大刺激，但无疼痛不适之感。

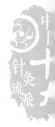

### （四）行杵徐疾

行杵徐疾应根据病者的体质、施术部位、病情虚实等情况而灵活运用。

徐：一呼一吸行杵 4 次左右，即每分钟 60 ~ 80 次。

疾：一呼一吸行杵 6 次左右，即每分钟 90 ~ 120 次。

临床行杵时的高度、角度、轻重、徐疾，还应根据病人体质、形态、年龄、施术部位、病情虚实等情况综合而定。凡老年、幼童、体弱、久病气虚者，宜轻、疾、浅杵；青壮年、体健、正盛邪微、新感气实者，宜重、徐、深杵。凡羸瘦之体宜轻浅行杵；肥厚之躯可深重行杵。凡头、胸、腹部位腧穴宜轻杵之；背、骶、臀部位腧穴可重杵之。凡虚证以轻疾行杵，实证以重缓行杵。

## 三、行杵与得气

杵针治疗中，为使患者产生杵针刺激感应而使用一定的手法，称为行杵。杵针刺激部位产生的经气感应，称为得气，或称杵针感应。患者出现杵针感应后，除具有与针刺治疗类似的酸、麻、胀、重等针感外，还会出现刺激部位皮肤潮红和局部的温热感觉以及病人特有的全身轻松、舒适、怡悦的感觉。

得气与否以及气至的迟速，不仅直接关系到杵针治疗的效果，而且可以借此窥测疾病的预后情况。《灵枢·九针十二原》说："刺之而气不至，无问其数，刺之而气至，乃去之……刺之要，气至而有效。"这充分说明了得气与否的重要意义。临床上一般是得气迅速时，疗效较好，得气较慢时，疗效则差，若不得气，就可能无治疗效果。《金针赋》也说："气速效速，气迟效迟。"临床上有因素体阳虚，或气血不足，或气滞血瘀，肌肤甲错者，或久病正虚，身体瘦弱者，导致经气不足或滞涩，致使行杵后"气不至"而不易得气的情况，可酌情调节行杵的轻重快慢，延长治疗时间，以促进其经气的来复。个别患者在针刺治疗三、五日内针感不明显，但随着疗程的延长，针感亦渐渐增加。《灵枢·官能》说："针所不为，灸之所宜。"必要时也可行杵前或后在腧穴上辅加艾灸以助益经气。

## 四、杵针操作的基本手法

李氏杵针操作手法，集针砭、按摩之长，承导引之术，融九宫河洛之法。具有手法简便、易于操作的特点。常用的杵针操作手法有以下几种：

### （一）点叩手法

行杵时，杵尖向施术部位反复点叩或叩击，如雀啄食，点叩叩击频率快，压力小，触及浅者，刺激就小；点叩叩击频率慢，压力大，触及深者，刺激就大，以叩至皮肤潮红为度。此法宜于用金刚杵或奎星笔在面积较小的腧穴上施术。如人中、少商、商阳等穴。

### （二）升降手法

行杵时，杵针针尖接触施杵腧穴的皮肤上，然后一上一下的上推下退，上推为升，下退为降，推者气血向上，退者气血向下。此法一般宜用金刚杵或奎星笔在面积稍大的腧穴上施术。如

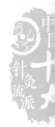

环跳、风市、足三里等穴。

### （三）开阖手法

行杵时，杵针针尖接触施杵腧穴的皮肤上，然后医者逐渐贯力达于杵针尖，向下进杵，则为开，进杵程度以病人能忍受为度，达到使气血向四周分散的目的，随之医者慢慢将杵针向上提，但杵针尖不能离开施术腧穴的皮肤，此为阖，能达到气血还原的目的。此法一般宜于用金刚杵或奎星笔在面积较小的腧穴上施术。如翳风、人中、隐白等穴。

### （四）运转手法

行杵时，七曜混元杵与五星三台杵的杵针尖，或金刚杵或奎星笔的杵柄紧贴施术腧穴的皮肤上，做从内向外，再从外向内（太极运转），或做顺时针，反时针（左右运转）方向的环形运转。临床上根据施术腧穴部位的不同，而运转手法亦不同，八阵穴多做太极运转，河车路多做上下或左右运转，一般腧穴多做左右运转。

### （五）分理手法

行杵时，杵针柄或杵针尖紧贴施术腧穴的皮肤上，做左右分推，此为分，上下推退，则为理。该法又称分筋理气法，一般多用于八阵穴和河车路穴位以及腧穴面积较大部位的治疗，以分理致皮肤潮红为度。

## 五、杵针补泻手法

杵针疗法的手法补泻，以补虚泻实、祛邪扶正、调理气机、平衡阴阳、防病治病为目的，与针刺补泻有异曲同工之妙。李氏宗历代针砭之圣理，发扬师传之奥微，深明临床之心德，概括杵针补泻手法如下：

**（一）升降补泻法**

补法：杵针尖点压腧穴后，向上推动则为补。

泻法：杵针尖点压腧穴后，向下推动则为泻。

**（二）开阖补泻法**

补法：杵针尖点压腧穴上，由浅入深，渐进用力，向下进杵，渐退出杵，则为补法。

泻法：杵针尖点压腧穴上，由深渐浅，迅速减力，向上提杵，则为泻法。

**（三）迎随补泻法**

补法：随经络气血循行或河车路气血的循行，太极运行方向行杵者，则为补法。

泻法：逆经络气血循行或河车路气血的循行，太极运行方向行杵者，则为泻法。

**（四）轻重补泻法**

补法：凡轻浅行杵，则为补法。

泻法：凡重深行杵，则为泻法。

**（五）徐疾补泻法**

补法：凡快而轻的手法，则为补法。

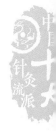

泻法：凡重而慢的手法，则为泻法。

### （六）平补平泻法

行杵轻重快慢适中或迎随、升降、开阖均匀者，则为平补平泻法。

李氏杵针补泻手法，可以单独使用，也可补泻手法结合运用。若补之，宜轻而快行杵；若泻之，可重而慢行杵。余如升降、开阖、迎随亦"调气之方，必在阴阳"（《难经·七十二难》）。经云："补泻无过其度"（《灵枢·五禁》）。然久泻之中潜有补济之气；久补之内，寄于泻夺之机，变也。故开中有阖，升中有降，适造化之神机，若明其理，思过中矣。

## 六、杵针治疗时间

杵针治疗时间，一般为 30 分钟，对一些特殊病证，如急、慢性痛症、痿证、痹证等，可以适当延长杵针治疗时间。

## 七、杵针治疗注意事项

杵针治疗，一般是用杵针器具在经脉腧穴的皮肤上做不同的手法治疗，不刺入皮肤、肌肉之内，以达到调理气血、疏通经络、扶正祛邪的目的。因此，无针刺治疗之晕针、滞针、弯针、断针及刺伤内脏，无血肿、气胸等异常情况的发生。但在临床施行杵针治疗时要注意以下事项：

（1）患者过于饥饿、疲劳，不宜立即进行杵针治疗。

（2）治疗前向病人出示杵针工具，说明杵针治疗无痛、无创伤，以消除患者的精神紧张。然后选择好治疗姿势和治疗腧穴，开始杵针治疗。总之，以病人神情安静、肌肉松弛、体位舒适为宜。

（3）医者应静心息虑："持针之道，坚者为宝"（《灵枢·九针十二原》）。行杵时医者应留神行杵，使杵力均匀，行杵有度。

（4）妇人怀孕3个月以上者，腹、腰、骶部位禁杵。

（5）小儿囟门未合者禁杵。

（6）皮肤有感染疮疖、溃疡、瘢痕或有肿瘤的部位禁杵。

（7）杵针治疗时要防止损伤肌肤，挫伤脏器，如胸胁、腰、背、头枕部等，行杵时用力不宜过重，以免挫伤肝、脾、肺、肾、髓海等脏器。在行杵时，可根据病人的杵针感应，及时调节行杵的轻重缓急。

（8）乳根、食窦，头面部诸穴，均不宜用杵针重刺，对头面、五官及四肢末端面积较小的腧穴，只宜用奎星笔（或金刚杵）点叩、开阖手法，一般不做运转、分理手法。

（9）杵针手法过重，引起局部皮肤青紫者，一般不必处理，可以自行消退。

## ◈ 第七节　杵针手法的练习

杵针虽然具有操作简便的特点，医者无一定的指力、腕力、肘力和臂力，就难以达到杵针治疗时需要的轻重缓急刺激，起不

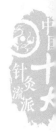

到补泻的治疗作用。具备一定的指、腕、肘、臂力是正确进行各种杵针手法操作，提高临床疗效的基本条件。因此，对于初学杵针疗法者，进行杵针练习是锻炼指、腕、肘、臂力的过程，也是熟悉杵针治疗手法的机会。

杵针手法的练习，可以先用七曜混元杵或五星三台杵，选一长25厘米、宽15厘米、厚5厘米大的布垫或纸簿（或一本厚书）放在一平桌上，做上下点叩或左右、上下分理、运转的手法练习。或持金刚杵或奎星笔做点叩、升降、开阖的手法练习（图14）。

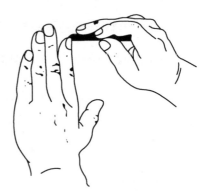

图14 | 杵针练习手法

为了确切掌握杵针疗法手法的操作，体验不同杵针手法的各种感觉，还可做自身试杵，或学习杵针者之间互相试杵，熟悉杵针手法和治疗部位，提高杵针治疗效果。

## ✧ 第八节 杵针的心法

### 一、临证须凝神静气，慈悲恻隐

医家必满含慈悲恻隐之心，誓愿普救一切含灵之苦。临证之时，还须凝神静气。凝神即精神专注，静气指除却杂念。如菩提达摩"外屏诸缘，内心不喘，心如墙壁，可以入道"。从生理而言，使气机不乱，而得专注之功；以精神而言，是除却烦恼，减少杂念，调整心态，提高心识能力，而得松静之用。

## 二、施治必以意领气，调节阴阳

对医家而言，应按杵针的施治要求，平时坚持习练内养功夫和桩功。凡患者面色无论青、黄、黑、白、红而晦暗无光泽，多属虚寒证，医家以意领气，在用杵针治疗时观察患者面色。凡患者面色无论青、黄、黑、白、红而光亮者，多属实证、热证，而晦涩无华者，多数虚证、寒证。但凡医家内功得力，观想成功，患者身心多有很直接的感应，收效自然就好。

## 三、救人当医患感通，升华生命

医家一是须向患者讲明凝神静气的原理；二是须说明观想病灶的方法和以意领气包括"心至气随"的道理，让患者精神集中在医家施治的部位上。医家用哪个穴位或哪经、哪个脏腑的分野部位时，患者的意念都要随医家的施治部位而转动、专注，严禁摆龙门阵或开玩笑。六朝时期道教祖师陶弘景，在其《真诰》中指出，施行针灸时还须让病人或口念咒语，或存视内思。这实际是让病家精神专注和躯体放松，从而调动体内精气神的力量，以提高治疗效果。《素问·汤液醪醴论》说："形弊血尽而功不立者何？岐伯曰：'神不使也。'"说明针之效在治神，这与李仲愚先

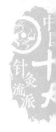

生的杵针心法是相互印证的。三是须说明改造生命的道理。严格而言，是"上报四重恩，下济三途苦"。一般而言，是所谓"将忠心献给国家，将孝心献给父母，将爱心献给社会，将信心留给自己"，以战胜疾病，并努力追求更加自由如意的人生道路。

综上所述，杵针不仅深涵人类生理、心理基础，更有深刻的人文关爱特质。同样的杵针工具，选同样的穴位，或效或不效，或效果大不相同，除却医患配合的因素，在很大程度上依赖于医家心志与能量的开发，也即修证的程度。所谓戒、定、慧三学，由戒生定，由定发慧，美在其中而畅于四肢，发于事业。从这个意义上说，真正掌握与运用杵针心法的过程，既是术的积累与增长的过程，亦是医家相对自由如意人生道路的探索过程，这是李仲愚先生杵针治疗心法可以给我们的启示。

## ✧ 第九节　杵针治疗纲要

疾病的发生和发展，临床证候表现虽然错综复杂，但究其原因则不外脏腑、经络功能失调。杵针治疗就是根据脏腑、经络学说，运用四诊诊察病情，进行八纲辨证，将临床上各种不同证候进行分析归纳，以明确疾病的病因病机，以及疾病所在的部位在脏在腑，在表在里；疾病的性质属热属寒，属虚属实以及病情的标本缓急。然后根据辨证，进行相应的配穴处方，依方施杵，或补或泻。以通其经络，调其气血，使阴阳归于相对平衡。《灵枢·根结》说："用针之要，在于知调阴与阳。调阴与阳，精气乃光……"从而使脏腑功能趋于调和，达到防病治病的目的。

## 一、辨证论治

《灵枢·九针十二原》说："凡将用针，必先诊脉，视气之剧易，乃可以治也。"亦有古医者也说："善针者，亦必察病人的形气色脉而后下针。"临床上在用杵针治病时，认识和处理疾病的方法，与其他各科基本相同，也是辨证论治。辨证论治，即是在中医脏腑、经络理论指导下，运用四诊方法，探求各种疾病的病因病机、临床表现、证候体征，并应用八纲加以归纳，以明确疾病的阴阳属性、部位深浅、寒热性质、正邪盛衰、在表在里、在经在络、在脏在腑，经过一番科学的分析综合，做出正确的判断，为防治疾病提供可靠的依据。杵针在临床上，只有通过辨证论治（理、法、方、穴、术），才能正确处理疾病，提高医疗效果。

## 二、脏腑经络辨证

人体的一切生理功能活动，都离不开脏腑、经络，在临床上表现的一切证候，也不外乎脏腑、经络的病理反映。更由于各个脏腑、经络的生理功能不同，其所反映的病理变化、临床证候亦有不同。因此，临床上掌握脏腑、经络的发病规律和特殊表现，就易于找出病因、病机和发病的具体部位，以便做出正确的诊断和治疗。《素问·调经论》说："五脏之道，皆出于经隧，以行血

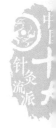

气，血气不和，百病乃变化而生，是故守经隧焉。"所以，喻嘉言认为："凡治病不明脏腑经络，开口动手便错。"这都说明医者辨证论治，必须以脏腑、经络理论为指导，尤其是杵针疗法，掌握脏腑、经络辨证机理，对其治疗有重要意义。现将脏腑、经络的主要发病机理与治疗原则，以及分脏腑经络取穴等，简要介绍如下。

### （一）肺与大肠

#### 1. 肺

肺居于胸中，开窍于鼻，司呼吸，主一身之气，外合皮毛。上与喉鼻相通，其脉与大肠联络而为表里。肺为娇脏，不耐寒热，所以当外邪由口鼻或皮毛而入侵，每先犯肺，而致肺的宣发肃降功能失调，导致疾病。若外感风寒，肺卫失宣，则多见恶寒发热，头痛，骨节酸痛，无汗，鼻塞流清涕，咳嗽而痰涎稀薄，舌苔薄白，脉浮紧等，治当取肺相应的八阵穴和河车路穴，身柱八阵，河车椎至段。配以手太阴肺经和手阳明大肠经的腧穴，杵针用泻法。若邪热蕴肺或风寒化热，其症多见咳嗽，气息喘促，痰多稠黄，胸闷，胸痛，身热口渴，或致鼻渊，鼻衄，喉痹，舌干质红而苔黄，脉数等，治宜取肺相应的八阵穴和河车路穴，身柱八阵，河车椎至段。配手太阴肺经和手阳明大肠经的腧穴，杵针用泻法。若湿痰内阻，痰浊壅肺，则可见咳嗽气喘，喉中痰鸣，痰稠而量多，胸胁支满疼痛，倚息不得安卧，舌苔白腻或黄厚，脉多见滑或滑数。治宜取肺脏相应的八阵穴和河车路穴，配以手太阴肺经、足太阴脾经和足阳明胃经的腧穴，杵针用泻法。

若邪热伤及肺阴，症见咳嗽，咽干，痰中带血，潮热，盗汗，舌质红而少苔，脉多细数等，治宜取相应的八阵穴和河车路穴，身柱八阵，河车椎至段。配以手太阴肺经和足少阴肾经的腧穴，杵针用补法或平补平泻法。若肺气亏虚，则见咳嗽气短，痰液清稀，形寒自汗，倦怠懒言，面色㿠白，舌质淡而苔白，脉象虚弱，治宜取肺脏的相应八阵穴和河车路穴，身柱八阵，河车椎至段。配以手太阴肺经和足太阴脾经的腧穴，杵针用补法，或配合灸法。若风寒湿邪袭及经络，则可见其经脉循行部位发生酸楚疼痛，或见拘急，或痿软麻木不仁、肩臂痛等，治宜取局部的八阵穴，配以手太阴肺经腧穴，杵针平补平泻手法。若属热邪上冲可致鼻衄、喉痹、缺盆中痛等，治宜取河车路脑椎段（脑户穴至大椎穴），杵针用泻法。

### 2. 大肠

大肠居腹腔内，其经脉络肺而为表里，为传导之官，主要功能是吸收水分和传送食物糟粕，使其变化为粪便排出体外，若大肠传导变化功能失常，即可导致疾病。若寒邪外侵或内伤生冷，其症多见腹胀肠鸣，大便泄泻，舌苔白腻，脉多沉迟，治宜取大肠相应的腰阳关八阵穴和河车路命强段（命门穴至长强穴），并配以手阳明大肠经的募穴为主，杵针用平补平泻法。若热邪袭于大肠，其症多见大便臭秽，肛门热痛，或便下鲜血，或痢下赤白，若热郁大肠而致痈肿，则见腹痛拒按，而右足屈而不伸，舌苔多黄燥，脉象滑数，治宜取命门八阵穴和腰阳关八阵穴，河车路命强段（命门穴至长强穴），并配以手足阳明经腧穴及任督脉

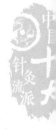

腧穴，杵针用泻法。若久泻不止或泄痢久延，而致大便失禁，或肛门滑脱，舌淡苔薄，脉象细弱，治宜取命门八阵和腰阳关八阵穴，河车路命强段，并配以足阳明胃经和手阳明大肠经的募穴、下合穴等，杵针用补法，并可加灸法。若积滞内停，邪壅大肠，其症多见大便秘结，腹痛拒按，或下痢不爽，里急后重，舌苔黄腻，脉象沉实或弦数。治宜取命门八阵穴，腰阳关八阵穴，河车路命强段（命门穴至长强穴），并配以手足阳明经腧穴，杵针用泻法。若风寒痹阻经络，其经脉循行部位可见酸楚、疼痛、痿痹不用、麻木不举，治宜取病变部位的八阵穴，并配以本经腧穴，杵针用平补平泻法，并可加悬灸。若热邪随经上逆，则可见头痛，目黄，齿痛，颊肿，鼻衄，咽喉肿痛，口臭，舌苔黄，脉多弦数，治宜取病变局部的八阵穴，并配以手足阳明经的腧穴。杵针多用泻法。

### （二）脾与胃

#### 1. 脾

脾与胃同居腹中，脾经与胃经相互联络而为表里，在体为肉，开窍于口。脾胃对饮食有受纳、腐熟、消化、吸收及输布精微的功能，为气血生化之源。五脏六腑，四肢百骸皆赖其养，故为后天之本。脾主运化，以上升为顺，胃主受纳，以下降为顺，两者共同完成其升清降浊的功能。若脾气受损，运化失常，则呕吐，腹胀，便溏，面色无华，体倦乏力，少气懒言，甚则四肢不温，足跗浮肿，完谷不化，舌淡苔白，脉象濡弱等，治宜取至阳八阵和脊中八阵，河车路阳命段（至阳穴至命门穴），并配以足太阴脾经、足阳明胃经腧穴及募穴，杵针用补法，可以配合灸法。若湿热互结，中焦受阻，可见脘腹痞满或疼痛，肢体困重无力，或面色黄而溺赤，舌苔黄腻，脉象滑数或濡数等。治宜取至阳八阵和脊中八阵，河车路阳命段（从至阳穴至命门穴），并配以足太阴脾经、足阳明胃经及手太阳小肠经募穴，杵针用泻法或平补平泻法。若脾阳衰弱，水湿不化，可见完谷不化，小便清长，四肢清冷，或见便血，或见月经过多，崩漏，或带下绵绵，舌淡苔白，脉象沉迟。治宜取至阳八阵，命门八阵，河车路阳命段（从至阳穴至命门穴），并配以脾、胃二经募穴和太阳、阳明、任脉等经腧穴。杵针用补法，并可加灸法。若风寒湿邪伤及经络，则可见经脉循行部位肿痛，四肢屈伸不利，痿痹不仁，舌强不语，半身不遂等。治宜取病变部位的八阵穴，并配以该经腧穴。杵针用平补平泻法，并可加灸法。

**2. 胃**

胃与脾以膜相连，同居中焦，其脉络脾，若胃受纳失常，则可见食少纳呆，脘部痞闷，呃逆，呕吐，气馁少力，唇舌淡红，脉象软弱。治宜取至阳八阵，脊中八阵，中脘八阵，河车路阳命段（从至阳穴至命门穴），并配以足阳明胃经腧穴及募穴。杵针用补法并可加灸法。若胃阳不足，寒邪偏盛，则可见胃脘胀痛，泛吐清水，每喜热饮，舌苔白滑，脉象沉迟。治宜取至阳八阵，脊中八阵，中脘八阵，河车路阳命段（从至阳穴至命门穴），并配以足阳明胃经、足太阴脾经、手厥阴心包经腧穴及其募穴。杵针用补法，并可配合灸法。若邪犯阳明，热蕴于胃，则可见身

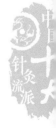

热，口渴引饮，喜冷恶热，恶人与火，易惊，谵妄，发狂，或食入即吐，或大便燥结，舌苔黄燥，脉洪大有力。治宜取天谷八阵，至阳八阵，河车路椎至段、阳命段（分别是从大椎穴至至阳穴、至阳穴至命门穴），并配以手足阳明经腧穴。杵针用泻法。若风、寒、湿邪侵袭经络，或脾胃蕴热，循经上逆，则可见口唇生疮，口臭，颊肿，喉痛，牙龈肿痛，鼻渊，鼻衄，缺盆中痛，乳中肿痛，半身不遂，下肢经脉循行所过部位麻木不仁，或痿痹不用。治宜取局部病变部位的八阵穴，并配以本经腧穴。杵针用泻法或平补平泻法，并可配合灸法。

### （三）心与小肠

#### 1. 心

心居胸中，心包为其宫城，其脉络小肠，而为表里，在体为脉，开窍于舌。心为身之主，主血脉，司神明，是维持人体生命和精神思维活动的中心，故凡外感六淫，或内伤七情而影响到心脏时，都可引起病变。若思虑过度，劳伤心神而致心阳不足，则可见心悸，胸闷，短气，心痛，面色无华，舌淡苔白，脉细弱或虚大无力。治宜取神道八阵，河车路椎至段（从大椎穴至至阳穴），并配以本脏募穴和俞穴以及手厥阴心包经腧穴。杵针用补法，并可加灸法。若营血亏损，阴精暗耗而致心阴亏损时，则可见心悸、心烦、少寐或多梦，甚或健忘、遗精，舌干质红苔少，脉细数。治宜取神道八阵，河车路椎至段（从大椎穴至至阳穴），并配以手厥阴心包经和手、足少阴经的腧穴，杵针用补法或平补平泻法，并配合灸法。凡抑郁不遂，五志化火，痰火内扰时，则可见心悸，不寐，心胸烦热，或为癫狂，或为痴呆，语无伦次，哭笑无常，或见面赤，口渴，或见吐血，衄血，小便赤热，溲血淋痛，舌质红而苔黄，脉多滑数。治宜取天谷八阵，神道八阵，河车路椎至段（从大椎穴至至阳穴），并配以手少阴心经、手厥阴心包经、足阳明胃经的腧穴，杵针用泻法，或平补平泻法。若心火循经上炎，则可见口腔糜烂，烦躁，喉痛，目赤肿痛，头痛，或为鼻衄，舌质红而苔黄，脉多弦数。治宜取天谷八阵，风府八阵，河车路椎至段（从大椎穴至至阳穴），并配以手少阴心经腧穴。杵针用泻法，或平补平泻法。若风寒湿邪外侵，可致经络痹阻，则可见胸痛以及经脉循行部位疼痛、麻木不仁及肩胛冷痛等。治宜取神道八阵，并配以局部病变腧穴、手太阳经腧穴。杵针用泻法或平补平泻法，并可配合灸法。

### 2. 小肠

小肠居于腹中，上接幽门，与胃相通，下接阑门，与大肠相连，其脉络心而互为表里。小肠的功能主要是分清泌浊。若寒邪犯之，则可见小腹隐痛，肠鸣溏泻，小便频数，舌淡苔薄白，脉细而缓。治宜取脊中八阵，命门八阵，河车路阳命段（从至阳穴至命门穴），并配以手太阳小肠经募穴及俞穴。杵针用补法，并配合灸法。若心热移于小肠，或热积于本脏，则可见心烦，口舌生疮，咽痛，小便短赤，甚至溺血，茎中痛，小腹胀痛，舌质红而苔黄，脉象滑数。治宜取腰阳关八阵，河车路命强段（从命门穴至长强穴），并配以心和小肠经的俞穴及募穴。杵针用泻法。若邪袭经络，则可见目赤，咽痛，颌肿，耳鸣耳聋，头项强痛，

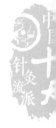

小腹痛连腰脐，及经脉循行部疼痛、麻痹不用等症。治宜取天谷八阵，风府八阵，并配以手太阳小肠经腧穴。杵针用平补平泻法，并可配合灸法。

### （四）肾与膀胱

#### 1. 肾

肾左右各一，位于腰部，主水，藏精，主骨，生髓，其脉络膀胱，而为表里。耳为肾之窍，并开窍于二阴。为先天之本，水火之脏。主统摄一身之水而封藏精液。为生长发育之源。若外感六淫之邪或房室过度而伤肾，均可发病。若劳损过度，久病失养，可致肾气亏耗，封藏失权，可见面色淡白，腰脊酸软，腿足无力，阳痿早泄，溲多或遗尿，头昏耳鸣，或听力减退。形寒肢冷，舌淡苔白，脉弱无力。治宜取命门八阵，腰阳关八阵，河车路命强段（从命门至长强穴），并可配本脏募穴、俞穴及任脉、督脉、足少阴肾经的腧穴。杵针用补法，并可配合灸法。若肾气劳伤，无力纳气，则可见短气喘逆，动则尤甚，自汗懒言，头晕畏寒，两足逆冷，面浮色白，舌淡苔薄，脉细弱或浮而无力。治宜取命门八阵，腰阳关八阵，河车路命强段（从命门穴至长强穴），并可配合本脏募穴、俞穴及任脉、督脉的腧穴。杵针用补法，或配合灸法。若病久耗伤肾阳，不能温化水液，而水气泛滥，则可见周身浮肿，下肢尤甚，甚则按之如泥，陷下不起，或大便溏薄，或水泛上逆而为咳逆上气，动则喘息，痰多稀薄，舌淡白而苔润滑，脉沉滑。治宜取命门八阵，腰阳关八阵，河车路命强段（从命门穴至长强穴），并可配合任脉、督脉、足少阴肾经的腧穴。杵针用补法，并配合灸法。若房事不节，劳倦过度，或欲念妄动，肾阴耗伤，可见形体虚弱，头晕耳鸣，少寐健忘，多梦遗精，腰酸腿软，或颧赤唇红，潮热盗汗，口干咽燥，或干咳无痰，或痰中带血，舌红而少苔，脉多细数。治宜取天谷八阵，命门八阵，腰阳关八阵，河车路命强段（从命门至长强穴），并配以足太阳膀胱经、足少阴肾经的腧穴，或手太阴肺经、手少阴心经的腧穴。杵针用补法，并配合灸法。若邪犯经络，则可见经脉循行部位疼痛，酸重，或麻木不仁，痿痹不用。治宜取病变部位的八阵穴，配合本经腧穴。杵针用平补平泻法，或加灸法。

### 2. 膀胱

膀胱居于少腹，其脉络肾而互为表里，膀胱的主要功能为储藏津液，行气化水。若下焦虚寒，气化无权，则可见小便频数，或遗溺，舌苔白滑，脉象细弱。治宜取命门八阵，腰阳关八阵，河车路命强段（从命门穴至长强穴）并可配合本脏俞穴、募穴，和足太阳膀胱经腧穴。杵针用补法，并可配合灸法。若实热蕴结本脏，则可见小便短涩不利，溺黄赤而混浊，或淋涩不畅，或闭而不行，或兼见脓血砂石，茎中热痛，舌红而苔黄，脉象滑数。治宜取命门八阵，腰阳关八阵，河车路命强段（从命门穴至长强穴），并配以足少阴肾经、足太阳膀胱经和任脉腧穴。杵针用泻法或平补平泻法。若风寒外袭，伤及经络，则可见项部、背部、腰尻等经脉循行部位疼痛，酸楚，或拘急，或痿痹麻木不仁等。治宜取病变部位八阵穴，并配合本经腧穴。杵针用平补平泻法，并可加灸法。

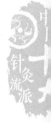

### （五）心包与三焦

#### 1. 心包

心包居胸中，位于心之外围，有护卫心神的作用。其脉络三焦，而与之为表里，其病机与临床所见症状、治疗方法，每与手少阴心经类同，不复赘言。若外感风寒湿邪，伤其经脉，则多见心胸疼痛，麻木，痿痹不用，手掌发热等症。治宜取病变部位八阵穴，并配以本脏俞穴。杵针用平补平泻法，并可加灸法。

#### 2. 三焦

三焦是上、中、下三焦的总称，其脉络心而为表里，它与肺、脾、肾、膀胱的关系最为密切。人体津液的正常输布及代谢等都有赖于三焦的气化作用，若其气化功能失常，可导致水液内停，则见肌肤肿胀，腹中胀满，气逆肢冷，或遗尿，小便失禁，舌苔白滑，脉象沉细或滑。治宜取命门八阵，腰阳关八阵，河车路命强段（从命门穴至长强穴），并可配以本脏募穴、俞穴及任脉腧穴。杵针用补法，或加灸法。若湿热蕴结于里，水液潴留，可见身热气逆，肌肤肿胀，小便不利，舌质红而苔黄腻，脉象滑数。治宜取命门八阵，腰阳关八阵，河车路命强段（从命门穴至长强穴），并配合本脏募穴、俞穴及三阴经腧穴。杵针用泻法。若风寒湿邪闭阻经络，则可见其经脉循行部位酸胀疼痛，麻木，肢体痿痹不用。若风热外袭或内热上冲，可使经气闭塞，则可见头晕，耳鸣，耳聋，目赤肿痛，颊肿，喉痹，瘰疬，胁痛，甚至大便秘结，小便黄赤，舌质红而苔黄，脉象弦数，治宜取病变部位八阵穴，并配合手、足少阳经腧穴。杵针用平补平泻法，或加灸法。

### （六）肝与胆

#### 1. 肝

居于胁下，主筋，藏血，开窍于目，其脉络胆，而为表里，上连目系，交于巅顶，其性刚强，喜条达而恶抑郁。凡精神情志之调节，与肝有密切关系。若情志所伤，肝气郁结，则可见胁肋疼痛或走窜不定，胸闷不舒，易怒，食欲不振，干呕，气逆，喉中如物梗塞，或呕吐吞酸，或吐出黄水，或腹痛便泄，舌苔淡黄，脉多弦长。治宜取至阳八阵，筋缩八阵，河车路阳命段（从至阳穴至命门穴），并配以足厥阴肝经、足少阳胆经、足阳明胃经及足太阴脾经腧穴。杵针用平补平泻法。或可见头目胀痛，或头晕目眩，或目赤肿痛，心烦不寐，易怒，耳鸣，耳聋，吐衄，舌红苔黄，脉多弦数或弦而有力。治宜取至阳八阵，筋缩八阵，河车路阳命段（从至阳穴至命门穴），并配以足厥阴肝经腧穴。杵针用平补平泻法，或加灸法。急性者可配以三棱针十二井放血。若肾阴不足，肝火伤阴，则可见眩晕头痛，耳鸣耳聋，视物不清或雀目，善恐，肢体肌肉瞤动，口燥咽干，午后潮热，舌红少津，少苔，脉象细弦或弦数，治宜取天谷八阵，至阳八阵，河车路阳命段（从至阳穴至命门穴），并配以足厥阴肝经、足少阳胆经、足少阴肾经腧穴。杵针用补法，或平补平泻法，或加灸法。若寒邪袭于经络，则可见少腹冷痛，疝气，睾丸偏坠而痛，遇寒加剧，遇热稍安，或其经脉循行部位疼痛，麻木，转筋拘急，掣痛等，舌淡苔白，脉弦紧。治宜取病变部位的八阵穴，并配以本经腧穴。杵针用补法，并可加灸法。

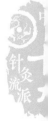

## 2. 胆

胆附于肝。其脉络肝而为表里，其性刚直果断。胆为中精之腑，贮藏胆汁。若因湿热之邪而致胆液疏泄功能失调，则可见头痛目眩，口苦咽干，耳鸣耳聋，胁肋胀满疼痛，寒热往来，黄疸，呕吐苦水，舌红苔黄腻，脉象弦数或弦滑。治宜取天谷八阵，至阳八阵，河车路阳命段（从至阳穴至命门穴），并配以本脏募穴、俞穴、足少阳胆经腧穴。杵针用泻法。若胆气虚弱，则可见易惊善恐，胆怯，善叹息或夜寐不安，视物不清，或头晕欲呕，舌苔薄滑，脉象弦细。治宜取天谷八阵，至阳八阵，河车路阳命段（从至阳穴至命门穴），并配以足少阳胆经、足厥阴肝经、手厥阴心包经腧穴。杵针用补法，并可加灸法。若外感风寒或湿邪阻滞经络，则可见经脉循行部位疼痛，麻木不仁等，舌苔薄白，脉弦紧。治宜取病变部位八阵穴和该经腧穴。杵针用补法，或平补平泻法，并可加灸法。

## 三、杵针治疗原则

杵针治疗原则，就是杵针辨证施治原则，是根据《灵枢·经脉》"盛者泻之，虚者补之"的原则而确定的。临床上运用杵针治病时，必须根据中医基本理论，运用望、闻、问、切四诊配合其他方法，确定八纲，始能决定杵针治疗原则。

### （一）阴阳

阴阳，是中医理论的核心，也是八纲中的总纲。《素问·阴阳应象大论》说："善诊者，察色按脉，先别阴阳。"一般说来，病在表，在腑，属实，属热者，为阳；病在里，在脏，属虚，属寒者，为阴。《灵枢·寿夭刚柔》说："审知阴阳，刺之有方，得病所始，刺之有理。"临床上，阳证多实热，杵针宜用泻法；阴证多虚寒，杵针宜用补法。

### （二）表里

表里，一般是指疾病所在部位的深浅而言。病在经络，皮肉者，属表；病在脏腑，筋骨者，属里。《素问·刺要论》说："病有浮沉，刺有浅深。"病在表者，杵针操作时宜用轻刺而快的手法；病在里者，杵针操作时宜用重而慢的手法。

### （三）寒热

寒热，是指疾病的性质而言。一般说来，寒证是人体阴气盛，或阳气虚不能抵御寒邪而导致的疾病，杵针治疗时多加温灸。热证是人体阳气盛或阴液不足不能抗御热邪而导致的疾病，杵针治疗多用泻法，一般不加灸法。

至于寒热夹杂，真寒假热，真热假寒等，则宜一一详辨，临床时根据病机灵活施治。

### （四）虚实

虚实，是指人体正气的盛衰和病邪的消长而言。虚，泛指人体阴阳，脏腑经络，气血不足而导致的疾病。《素问·通评虚实论》说："精气夺则虚。"杵针治疗时当用补法，并可加用灸法。《素问·三部九候论》说："虚则补之……无问其病，以平为期。"实，

是指邪气的旺盛或人体功能的过度亢盛。《素问·通评虚实论》说："邪气盛则实"。《灵枢·根结》说："形气有余，病气有余……急泻其邪……故曰有余者泻之。"大凡形实邪实所导致的病变，杵针治疗时多用泻法。

至于虚中有实，实中有虚，则应根据虚实的轻重，或先补后泻，或先泻后补，或补泻兼施，或平补平泻，灵活施治。

## 四、处方配穴

杵针治病，是通过杵针作用于人体经络腧穴来进行的，因此，处方配穴在治疗中有重要作用。处方配穴恰当与否，与杵针治疗效果密切相关。临床上处方配穴是根据中医基本理论，在辨证施治的原则指导下，结合腧穴的功能、特性，严密组织，进行配穴处方，做到有方有法，灵活多变。

由于杵针治病范围广泛，腧穴繁多，一穴可治数病，一病可用数穴，初学者难以掌握，我们以脏腑经络为指导，按照"病随经所在，穴随经而取""经脉所过，主治所在""本经有病本经求""循经取穴"等原则，概括为以下几种配穴方法，既可分别运用，亦可合并处方。配穴多少，应按病情需要而定，一般以2～4穴为宜。要做到配穴精当，首先要做到辨证准确。

### （一）八阵、河车路取穴法

即取病变脏腑相应的八阵穴和河车路穴，以治疗该脏腑的病变。例如心肺病变，取相应的身柱八阵、神道八阵和河车路大椎至至阳段，脾胃有病，取至阳八阵、中脘八阵、河车路至阳至命门段。

### （二）近部取穴法

近部取穴法，是根据每一腧穴都能治疗所在部位的局部和相邻部位的病证这一普遍规律提出来的。多用于治疗体表部位明显和较局限的症状。例如鼻病取迎香；口齿病取颊车、地仓；胃痛取中脘八阵、梁门；耳鸣耳聋取翳风、听宫、听会；头痛取天谷八阵、头维、上星、风池等。《灵枢·厥病》说："头痛……有所击堕，恶血在于内，若肉伤，痛未已，可则刺，不可远取也……耳鸣，取耳前动脉。"《百症赋》说："悬颅，颔厌之中，偏头痛止。"这些都是近部取穴的范围。

### （三）远部取穴法

远部取穴是根据阴阳、脏腑，经络学说等中医基本理论和腧穴的主治功能提出来的，是在病痛较远的相应部位取穴。此法有以下几种取穴方式。

#### 1. 上病下取，下病上取

上是指腰以上，下是指腰以下，即病在上部则在下部取穴治疗，病在下部则在上部取穴治疗。例如头痛、鼻衄取涌泉、太冲治疗；胃脘痛、消化不良取足三里、公孙等穴治疗即为上病下取；阴挺、脱肛、内脏下垂取百会八阵；腿足病取风府等，均为下病上取。正如《灵枢·终始》所说"病在上者下取之，病在下者高取之，病在头者取之足，病在腰者取之腘"。

## 2. 左病右取，右病左取

左右是指身体左侧右侧，即病在左侧取右侧穴位治疗，病在右侧取左侧穴位治疗。例如左侧牙痛，取右侧合谷治疗；半身不遂，口眼歪斜者，病在左侧的取右侧穴位治疗，病在右侧的取左侧穴位治疗。

## 3. 中病旁取，旁病中取

中是指躯干，旁是指四肢，就是病在躯干而在四肢取穴治疗，或病在四肢而取躯干穴位治疗。例如心、胸、胃病，取内关、公孙治疗；牙病取两合谷、内庭治疗；痛经病取两三阴交、合谷治疗；胁肋痛取两内关、阳陵泉治疗；此为中病旁取的方法。上肢痛取风府治疗或风府八阵，大椎八阵治疗；下肢病取命门八阵、腰阳关八阵治疗，此为旁病中取的方法。

## 4. 阴病取阳，阳病取阴

阴是指胸腹部和阴经，阳是指腰背部和阳经。根据阴阳、经络、气血交贯，脏腑腹背，气血相应的关系，所以提出"从阴引阳，从阳引阴"的法则，也就是说六腑阳经病，取属阴的腹募穴治疗，或五脏阴经病，取属阳的背俞穴治疗。亦即俞募配穴法或前后配穴法。例如泄泻、痢疾取天枢、神阙治疗；胃脘痛取中脘八阵、梁门治疗；癃闭取中极、石门八阵治疗，此为阳病取阴；咳嗽、胸满取身柱八阵、神道八阵、河车路椎至段（从大椎穴至至阳穴）治疗；遗精、阳痿取命门八阵、腰阳关八阵、河车路命强段（从命门穴至长强穴）治疗，此为阴病取阳。

### （四）随证取穴

随证取穴又叫对证取穴，或辨证取穴。是根据中医基本理论和腧穴功能主治而提出的，它与近部取穴、远部取穴有所不同，近部和远部取穴都是以病痛部位为依据，但对于发热、自汗、盗汗、虚脱、失眠、多梦等全身症状，并不能完全概括，这些病证可采用随证取穴法。《难经·四十五难》说："腑会中脘，脏会章门，筋会阳陵，髓会绝骨，血会膈俞，骨会大杼，脉会太渊，气会膻中。"这些腧穴都与某一方面的病证有密切关系，临床上可以随证选取。例如气病的胸闷、气促等可取膻中八阵；血虚或慢性出血疾病取膈俞和膈俞相应的八阵穴和河车路；筋病可取阳陵泉等。又如外感发热取大椎八阵、合谷、曲池等穴以清热解表；昏迷急救取人中、内关、天谷八阵以醒脑开窍；阴虚发热，盗汗取阴郄、复溜以滋阴清热而止汗等，都属于随证取穴的范围。

### （五）处方注意事项

#### 1. 处方应精简

配穴处方，选穴不宜过多，总之要辨证明确，针对性强，提倡少而精的处方原则，才能达到功专效宏的目的。一般以选取3～5个穴位为宜。杵针治疗一般以八阵穴和河车路为主，适当配以相关的腧穴即可。

#### 2. 处方要交换

一个穴位或一个处方，不宜杵刺的时间过长，一般3～6天交换一次，若为慢性疾病，一时难于见效者，可选择相关穴位组成2～3个处方，轮换交替治疗，这样可以提高疗效。

### 3. 把握时机

把握有利时机，是取得治疗效果的关键，第一应争取早期治疗，防止病情迁延和加重，而难以治疗。第二对某些周期性发作性疾病，要抓住关键时机治疗，如痛经、疟疾、发作性哮喘等，应在发作前治疗，以提高疗效。

### 4. 拟定疗程

杵针治疗的疗程可根据病情而定，一般 6 次为一个疗程。若病情缓慢者，可以选择若干个穴位。组成 2～4 个处方，交替治疗，可以连续作 4～6 个疗程。

### 5. 综合治疗

杵针治疗，可以单独应用，在疾病需要时可以配合针刺或灸法治疗，也可配合其他治疗方法，如药物、按摩、薄贴、温熨、中医传统康复导引、熏洗等，以提高疗效。

## ❖ 第十节　杵针治病组方举例

**通痹方**

【组成】神道八阵、膻中八阵、河车路：大椎命门段、内关、通里。

【功能】通经活络，行气止痛，通阳化瘀。

【主治】胸痹心痛。

【手法】杵针点叩、升降、开阖、运转、分理。实证、热证用泻法，虚证用补法，寒证加灸法，虚实兼夹证用平补平泻法。

【方解】胸痹是指胸部闷痛，甚则胸痛彻背、短气、喘息不得卧为主症的一种病证，严重者出现心痛彻背，背痛彻心的心痛症状。本病的发生多因寒邪内侵、饮食不节、情志失调、年老体弱等因素引起寒凝、气滞、血瘀、痰阻，痹遏心阳，阻痹心脉；或老年体弱，气血生化之源不足，以致心脏气血亏虚，心脉失养而发生心痛；或心肾阳虚，心脉痹阻，发生心痛。本病多由邪犯少阴，心脏脉络阻痹为患，故治以通经活络，行气止痛，通阳化瘀。本方选取神道八阵以通经和络，行气止痛；膻中八阵为心前区取穴，有直接理气通络，化瘀止痛的作用。河车路，从大椎至命门段，以疏通背部的经络而运行气血，理气通阳，化瘀止痛；通里为手少阴心经之"经穴"，内关为手厥阴心包经的"络穴"，又是八脉交会穴之一，通于阴维脉，取此两穴有宽胸利膈，理气止痛，活血通络的作用。

【加减运用】气滞加行间以行气通络；痰浊阻痹者加丰隆、太渊以调气化痰；瘀血阻痹者加血海、膈俞以祛瘀通络；寒凝者加然谷、命门八阵以温经散寒；阴血不足者加足三里、三阴交以益气血而安心神。如见厥脱先兆者可加神阙（灸）、关元八阵、乳根、百会八阵、食窦等穴以急救之。

【研究摘要】83例心血管疾病经笔者杵针与针刺疗法治疗随机分组自身交叉单盲对照的左心收缩功能（STI）即时效应观察。对两种疗法治疗前后和治疗后30分钟的自觉症状和左心收缩功能（STI）结果做对比，两组病例的自觉症状经Riait分析，无论治疗后即刻，或治疗后30分钟，均较治疗前有明显改

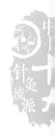

善（杵针组，前、即刻 U1=6.15，后 30 分钟 U2=6.93；针刺组 U1=4.89，后 30 分钟 U2=5.78），两组间有明显差异，两组病人的血压、脉搏治疗前后 30 分钟无明显变化（$P=0.05$，$P>0.05$）；STI 结果：射血前期与左室射血期（PEP/LVET）比值经两组疗法无论治前、即刻、治后 30 分钟，均有明显改善。41 例高血压病人的射血前期与左室射血期（PEP/LVET）比值两种疗法治疗后即刻、治疗后 30 分钟均较治疗前有明显改善。21 例冠心病，经两种疗法治疗后即时和治疗后 30 分钟，射血前期与左室射血期（PEP/LVET）比值有改善，$P<0.01$ 及 $P<0.05$）。按中医辨证分型统计，实热型 32 例，虚实夹杂型 29 例，两种疗法治疗后，均有改善，且两组无明显差异，但虚寒型 21 例，两种疗法改善均不明显，著作者认为：杵针疗法和针刺疗法，均对心血管疾病的左心收缩功能（STI）具有立即改善效应，且两者无差异，而杵针疗法为无创性，不易引起交叉感染，易于推广，是对中医治疗学和针灸学的补充和发展。

## ❖ 第十一节　马丹阳与"天星十二穴"

### 一、马丹阳与"天星十二穴"概说

马丹阳是中国古代伟大的医学家和宗教家。他一生善用针灸治病，对针灸有极深刻的认识，最终从三百多个常用腧穴中，在千金十要穴的基础上，精选提炼出十二个疗效突出、使用方便的穴位。这些穴位，既符合少而精的原则，又安全实用，直到今天仍在针灸史上有着重要位置。更因歌赋朗朗上口，易于背诵，不失为初步学习针灸的极佳途径。

"千金十要穴"共十个穴位，分别是：足三里、内庭、曲池、合谷、委中、昆仑、后溪、列缺、环跳、阳陵泉。

千金十要穴歌

三里内庭穴，肚腹中妙诀；

曲池与合谷，头面病可彻；

腰背痛相连，委中昆仑穴；

胸项如有痛，后溪并列缺；

环跳与阳陵，膝前兼腋胁。

可补即留久，当泻即疏泄。

三百六十穴，不外千金穴。

马丹阳天星十二穴共十二个穴位，是在千金十要穴的基础上去后溪加太冲、通里、承山而成。

马丹阳天星十二穴歌

（又名《天星十二神针歌》，在《针灸大成》里名为《马丹阳天星十二穴杂病歌》）

三里内庭穴，曲池合谷接，

委中配承山，太冲昆仑穴，

环跳与阳陵，通里并列缺，

合担用法担，合截用法截。

三百六十穴，不出十二诀，

治病如神灵，浑如汤泼雪，

北斗降真机，金锁教开彻，

至人可传授，匪人莫浪说。

其一：三里膝眼下，三寸两筋间，能通心腹胀，善治胃中寒，肠鸣并腹泻，腿肿膝胻酸，伤寒羸瘦损，气蛊及诸般，年过三旬后，针灸眼便宽，取穴当审的，八分三壮安。

其二：内庭次趾外，本属足阳明，能治四肢厥，喜静恶闻声，瘾疹咽喉痛，数欠及牙痛，疟疾不能食，针着便惺惺。针三分，灸三壮。

其三：曲池拱手取，屈肘骨边求，善治肘中痛，偏风手不收，挽弓开不得，筋缓莫梳头，喉闭促欲死，发热更无休，遍身风癣癞，针着即时瘳。针五分，灸三壮。

其四：合谷在虎口，两指歧骨间，头痛并面肿，疟疾热还寒，齿龋鼻衄血，口噤不开言，针入五分深，令人即便安。灸三壮。

其五：委中曲䐐里，横纹脉中央，腰痛不能举，沉沉引脊梁，酸痛筋莫展，风痹复无常，膝头难伸屈，针入即安康。针五分，禁灸。

其六：承山名鱼腹，腨肠分肉间，善治腰疼痛，痔疾大便难，脚气并膝肿，辗转战疼酸，霍乱及转筋，穴中刺便安。针七分，灸五壮。

其七：太冲足大趾，节后二寸中，动脉知生死，能医惊痫风，咽喉并心胀，两足不能行，七疝偏坠肿，眼目似云矇，亦能疗腰痛，针下有神功。针三分，灸三壮。

其八，昆仑足外踝，跟骨上边寻，转筋腰尻痛，暴喘满冲心，举步行不得，一动即呻吟，若欲求安乐，须于此穴针。针五分，灸三壮。

其九：环跳在髀枢，侧卧屈足取，折腰莫能顾，冷风并湿痹，腰胯连腨痛，转侧重欷歔，若人针灸后，顷刻病消除。针二寸，灸五壮。

其十：阳陵居膝下，外臁一寸中，膝肿并麻木，冷痹及偏风，举足不能起，坐卧似衰翁，针入六分止，神功妙不同。灸三壮。

其十一：通里腕侧后，去腕一寸中，欲言声不出，懊恼及怔忡，实则四肢重，头腮面颊红，虚则不能食，暴喑面无容，毫针微微刺，方信有神功。针三分，灸三壮。

其十二：列缺腕侧上，次指手交叉，善疗偏头患，遍身风痹麻，痰涎频雍上，口噤不开牙，若能明补泻，应手即如拿。针三分，灸五壮。

## 二、马丹阳其人及"天星十二穴"白话解

马丹阳承继孙真人"千金十要穴"，而总结归纳"天星十二穴"。孙真人既已被人供奉为"药王"，故此处不表，单说马丹阳。

### （一）马丹阳其人

马丹阳（公元1123-1183），本名成义，字宜甫，后改为

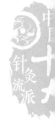

钰。金代陕西扶风人。金代贞元年间进士，后学道于王重阳祖师，与丘处机同门，是全真道遇仙派的创始人，号丹阳，人称丹阳真人。因与其他六位师兄弟成为著名的全真七子，医名遂为道名所淹。

马丹阳曾长期寓居河南汝州北街。他精医术、善针灸，所传天星十二穴，是一生针灸实践的高度总结，被收录在明代针灸学家杨继洲的《针灸大成》内，称为《马丹阳天星十二穴杂病歌》。

这十二个穴位，临床使用非常有效，几乎可以治疗全身所有疾病。马丹阳一生基本上就用这十二个穴位来治病。马丹阳和孙思邈同为道家祖师，故天星十二穴包含了千金十要穴，其间有其内在渊源。

《马丹阳天星十二穴杂病歌》与另外一篇针灸歌赋《拦江赋》同属道教针法，是当时道教内部秘传的歌赋，是专门让选中的弟子记诵并运用的。在马丹阳的时代，《马丹阳天星十二穴杂病歌》可能并未在社会上公开流传，从《马丹阳天星十二穴杂病歌》中"至人可传授，匪人莫浪说"可知。直到明《针灸大成》和《针灸大全》才见《马丹阳天星十二穴杂病歌》全貌并开始广泛流传。

马丹阳一生颇具传奇色彩，他不仅精通道学、内丹与武功，还能诗善文，所著《洞玄金玉集》十卷，即辑所作诗歌千余首。

马丹阳另有不少奇闻异事，如其在汝州行医时，有一少妇猝死于路上。丹阳一见，急俯身口对口吮吸。路人以为轻薄。少顷，丹阳吐出吮吸之痰，少妇立时苏醒，观者才解除误会齐呼神奇。马丹阳死后，群众在他行医处修建一座丹阳观以作纪念。那条街因此称作丹阳街，今为山东省菏泽市丹阳东路。

### （二）"天星十二穴"白话解

三里内庭穴，曲池合谷接，

委中配承山，太冲昆仑穴，

环跳与阳陵，通里并列缺，

合担用法担，合截用法截。

三百六十穴，不出十二诀，

治病如神灵，浑如汤泼雪，

北斗降真机，金锁教开彻，

至人可传授，匪人莫浪说。

足三里，内庭，曲池，合谷，委中，承山，太冲，昆仑，环跳，阳陵泉，通里和列缺12个穴位，临床应用广泛。在选穴配合上，适合用担法的就用担法，适合用截法的就用截法（注：担法和截法见下一节）。

全身三百六十穴的治疗作用，上述十二穴都能总摄。治病效果灵验，就如同开水泼在雪地上，雪立刻融化。对品德高尚之人才可以传授，而对品德不好行为不良之人不能传授。

#### 1. 足三里疾病歌

三里膝眼下，三寸两筋间，能通心腹胀，善治胃中寒，

肠鸣并腹泻，腿肿膝胻酸，伤寒羸瘦损，气蛊及诸般，

年过三旬后，针灸眼便宽，取穴当审的，八分三壮安。

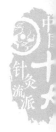

足三里穴位于外膝眼（犊鼻）之下三寸。本穴能治疗腹胀，腹泻，肠鸣以及胃中寒邪，能治疗膝部小腿酸痛肿胀，还可以补伤寒病后的虚损、瘦弱以及治疗气臌病等。对 30 岁以后的人针灸足三里保健强壮作用很大，可使体健眼亮。本穴要取准确，一般针入八分，灸三壮。

### 2. 内庭疾病歌

内庭次趾外，本属足阳明，能治四肢厥，喜静恶闻声，

瘾疹咽喉痛，数欠及牙痛，疟疾不能食，针着便惺惺。

针三分，灸三壮。

内庭穴位于足次趾和中趾的趾缝端，能治四肢厥冷，胃经虚热引起的心烦喜静，荨麻疹，咽喉肿痛，牙痛，疟疾不能进食以及频繁呵欠症等，下针即有良效。临床一般进针三分，灸三壮。

### 3. 曲池疾病歌

曲池拱手取，屈肘骨边求，善治肘中痛，偏风手不收，挽弓开不得，筋缓莫梳头，喉闭促欲死，发热更无休，遍身风癣癞，针着即时瘳。

针五分，灸三壮。

曲池穴应屈肘拱手取穴，位于尺泽与肱骨外上髁之间。本穴善治肘关节疼痛，因受风邪引起的手臂无力、不能举臂梳头等，还能治疗各种热证如咽喉肿痛，以及各种皮肤病如风癣和癞疥等。临床针入五分，灸三壮。

### 4. 合谷疾病歌

合谷在虎口，两指歧骨间，头痛并面肿，疟疾热还寒，

齿龋鼻衄血，口噤不开言，针入五分深，令人即便安。

灸三壮。

合谷穴在虎口处，第一、第二掌骨之间平第二掌骨中点处。本穴主治头痛，面肿，龋齿牙痛，鼻衄以及疟病寒热往来，牙关紧闭不能言语。一般针五分深，灸三壮。

### 5. 委中疾病歌

委中曲腘里，横纹脉中央，腰痛不能举，沉沉引脊梁，

酸痛筋莫展，风痹复无常，膝头难伸屈，针入即安康。

针五分，禁灸。

委中穴位于腘窝横纹中点，腘动脉外侧，主治由感受风邪所致的腰脊沉重酸痛，反复发作，活动不利；膝关节屈伸困难。针刺即有良效。针入五分，不能灸。

### 6. 承山疾病歌

承山名鱼腹，腨肠分肉间，善治腰疼痛，痔疾大便难，

脚气并膝肿，辗转战疼酸，霍乱及转筋，穴中刺便安。

针入七分，灸五壮。

承山穴别名鱼腹，位于腓肠肌两肌腹交界下端，当伸直小腿或足跟上提时腓肠肌肌腹下出现尖角凹陷处。善治外感寒湿或闪挫腰痛，痔疮肿痛，大便困难；因脚气引起的膝肿，战栗不能站立、胫

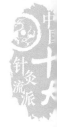

酸痛、脚跟痛；以及霍乱引起的吐泻拘挛转筋。针入七分，灸五壮。

### 7. 太冲疾病歌

太冲足大趾，节后二寸中，动脉知生死，能医惊痫风，咽喉并心胀，两足不能行，七疝偏坠肿，眼目似云矇，亦能疗腰痛，针下有神功。

针三分，灸三壮。

太冲穴位于足背第一、第二趾骨结合部的前面，距本节两寸，下有第一趾背动脉应手，可判断生死。本穴主治惊风，癫痫，中风，咽喉肿痛，心胁部胀痛，两脚难行，小肠疝气，睾丸坠痛，眼花云翳内障，还能治疗腰痛。针三分，灸三壮。

### 8. 昆仑疾病歌

昆仑足外踝，跟骨上边寻，转筋腰尻痛，暴喘满冲心，
举步行不得，一动即呻吟，若欲求安乐，须于此穴针。

针五分，灸三壮。

昆仑穴位于跟骨上边外踝高点与跟腱之间的凹陷处。主治腰骶疼痛，足跟肿痛，转筋，行走困难，还可治疗突发哮喘胸满，气上撞心。针五分，灸三壮。

### 9. 环跳疾病歌

环跳在髀枢，侧卧屈足取，折腰莫能顾，冷风并湿痹，
腰胯连腨痛，转侧重欷歔，若人针灸后，顷刻病消除。

针二寸，灸五壮。

环跳穴位于臀部，侧卧屈膝大转子高点与骶管裂孔连线的外 1/3 和内 2/3 交点处。本穴主治由于风寒湿所致的膝腰痛不能弯，腰胯牵连腓肠肌疼痛，活动后加剧等痹证。针灸此穴疼痛即刻可以缓解。针二寸，灸五壮。

### 10. 阳陵泉疾病歌

阳陵居膝下，外臁一寸中，膝肿并麻木，冷痹及偏风，

举足不能起，坐卧似衰翁，针入六分止，神功妙不同。

灸三壮。

阳陵泉穴位于小腿外侧，腓骨小头前下缘凹陷中。本穴主治由于风寒湿痹引起的下肢疼痛沉重，特别是膝关节疼痛、麻木，步履艰难，坐卧如同衰老的老翁。此穴针入六分，功效神妙，灸三壮。

### 11. 通里疾病歌

通里腕侧后，去腕一寸中，欲言声不出，懊恼及怔忡，

实则四肢重，头腮面颊红，虚则不能食，暴喑面无容，

毫针微微刺，方信有神功。针三分，灸三壮。

通里穴位于腕横纹上一寸，尺侧腕屈肌腱的桡侧。本穴主治突然失声，心烦懊恼，心悸怔忡，肘臂肿痛，头面红赤的实证；以及突然失声，面色苍白，食欲不佳的虚证。用毫针轻刺本穴有神效。针入三分，灸三壮。

### 12. 列缺疾病歌

列缺腕侧上，次指手交叉，善疗偏头患，遍身风痹麻，

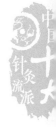

痰涎频雍上，口噤不开牙，若能明补泻，应手即如拿。

针三分，灸五壮。

列缺穴位于腕部桡侧桡骨茎突上方距腕横纹上1.5寸。本穴善治头项部的疾患和全身感受风邪的麻木，痰涎多，口噤难张等症。如果依病情采用正确的针刺补泻手法，效果明显。针入三分，灸五壮。

## 三、担截法辨析

《马丹阳天星十二穴杂病歌》前段穴位内容讲得很明白。但是后面"合担用法担，合截用法截"这两句的精义，则语焉不详。明代汪机《针灸问对》："所解无定见者，法不经见，故诸家各以己意而释之"。说明当时已存疑虑，故历来众多医家，凡涉及天星十二穴担截法这个内容，要么一笔带过，避而不谈，要么随意发挥，不得要领。首先我们应该知道，这并不是作者歌诀中出现的疏忽。从歌诀的产生流传（前面已作简介）开始，"天星十二穴"就被当作道家秘传，并不向外公布，尤其是担截法的内容并非是歌赋中的阙遗，而是其精要所在，所以为防止外泄而被故意隐匿起来。虽然到了后来，传到了一位名叫薛真人的道人手上，他把《马丹阳天星十二穴杂病歌》向外传了出来，但是担截法内容的"金锁"仍关闭，并没有传出来。当时的王国瑞、高武等都看不懂，只能照抄在他们的著作中，让后人去解读（可参王国瑞《扁鹊神应针灸玉龙经》、高武《针灸聚英》）。

担截法是读懂《杂病歌》的密码，只有破译担截法，才能打开金锁，然而今天的我们，如何才能真正认知担截法呢？首先，担截法是处方配穴或者用针的方法，它不可能背离《黄帝内经》宗旨及其指导原则，而且在当时的一些针灸专著中也有一些相关的蛛丝马迹。其次，把担截法作为口授的秘诀，其内容不可能很复杂深奥。因此就提供了一种可能，让后人可以最大限度地理解并恢复担截意义的原貌。

历代不断有人做了很多努力去研究探讨担截法的含义，归纳起来大致有以下几种解读：

### （一）取穴配穴法

同一穴位两侧双取为担法，只取单穴为截法。如同取双侧足三里治疗腹痛为担法，取单穴合谷治疗牙痛为截法。

### （二）担截配穴

担法同经取双穴，可以是同侧上下取穴，也可以对侧同经上下取穴，如三里内庭穴，可以同侧取，也可以左取三里右取内庭，治腹痛，为担法。截法是取双穴，是不同经上，分别是阴经和阳经上各取一穴。如太冲、昆仑穴（分属足厥阴肝经和足太阳膀胱经）为截法，治疗目赤肿痛。

### （三）补泻手法

担为补，截为泻，或有认为担为泻，截为补。这只是学术上的争议，并不影响临床使用，因补泻手法传统是没有争议的。"合担用法担，合截用法截"，该用补的手法就用补法，该用泻的手

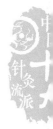

法就用泻法，这反倒简单了。

上述几种对担截法的认识都有一定的依据，也有临床印证。依李老理解，除了认为是补泻法以外都有一个共同点，即是最多取两穴，最少一穴。并在此基础上选穴配穴，指导治疗。同时这也符合《马丹阳天星十二穴杂病歌》取穴少而精的指导思想。这也是我们探讨担截意义之外获得的启示。

综上所述，"担截法"是很重要的配穴方法及手法运用。它可以使十二穴在治疗范围和治疗效果上最大限度地发挥作用。

如果我们细心观察，可以发现在临床治疗中，很多均自觉不自觉地采用了上述方法，因此对本法的理解，不应片面孤立的认为仅仅是选穴配穴或是补泻手法的运用，而应该将其和传统的针灸法则如五输穴、原络穴的应用等结合起来，担截法自然就包含在内了。

## 四、"千金十要穴"和"天星十二穴"的共同治疗特点

"天星十二穴"和"千金十要穴"相对照，"千金十要穴"少了三个穴位，即承山、太冲、通里，但多了一个后溪，即"天星十二穴"包含了"千金十要穴"，只少了一个后溪。从"千金十要穴"和"天星十二穴"的主治内容看，它们的描述大致一样，治病范围原则上也一致。但千金十要穴提炼更精、更简、易记，这是特点。而《马丹阳天星十二穴杂病歌》内容详细具体，可视作"千金十要穴"临床应用的补充与注解。"千金十要穴"作为十二穴治病提纲，应该熟记。

"千金十要穴"和"天星十二穴"共十三穴，有如下显著特点：

### （一）远端取穴，均是要穴

十三个穴位除了环跳之外都分布在四肢远端部位，其中八个在下肢，五个在上肢，均属于远端取穴治病。十三穴各穴在所属各经中均处于重要地位，如内庭是"荥"穴，昆仑是"经"穴，合谷是"原"穴，太冲既是"输"穴，也是"原"穴，阳陵泉是"合"穴，列缺是"八脉交会"穴，足三里是"合"穴。

### （二）取穴简省，见效迅速

治病取穴简省，乃至一针，即可立竿见影，极大地降低了临床成本。

### （三）增强感应，提高疗效

很多位于躯干的穴位，由于所处的特殊部位，是严禁深刺的。而十三个穴位都位于四肢部位，且大多位于四肢端部，常可以深刺，如在泻法的应用上，用深刺增强感应，最易得气，疗效自然就好。

### （四）使用安全，少有危险

十三穴在三百六十一个穴位中，是很安全的穴位，只要遵循针刺方法和原则，基本上是没有危险的。

### （五）少针多灸，补泻汇通

除委中穴禁灸外，一般都是针一针，灸三壮，使补泻汇通，祛邪扶正并行，确保了临床疗效。

### （六）人文关爱，极致周全

免除男女患者"宽衣解带"之不便，取穴更方便、更快捷。

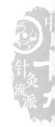

## ❖ 第十二节　指针

指针是先生李氏家法，源出湖北武当山，后在先生家门中秘密流传（李仲愚先生是第十四代传人），属无疼痛、无创伤的物理疗法。所谓指针，顾名思义，就是以指代针。指针之针字，在此作动词用。

指针分两大派，一派治病救人，一派通过点穴而伤人或死人。这里，具体谈治病救人。

指可用一个指头，也可用 2 ~ 5 个指头；可用单手，也可用双手。在一般情况下，右手为刺手，左手为压手。

学指针必须练功，至少也要练习韦陀献杵、指戎习马、怀抱太极等桩功，而且，要坚持每天练。练功选择在早晚均可，而以早晨为好。因为练功可使五指得力，从而使指力能深入病家脏腑。

### 一、指针操作的基本手法

指针用指，亦可用掌。小穴用指，大穴用掌。具体手法有以下几种：

#### （一）点

即以指的桡侧或指峰接触穴位，多用于头部、面部及手掌、手指等部位。其补法，轻而快；其泻法，重而慢；其平补平泻，则不快不慢、不轻不重、节律一致。补泻之法多用于治病；平补平泻可治病，亦可强身。

### （二）叩

即以指峰或拇、食、中三指屈指关节叩（分点、线、面三种），仍分补、泻和平补平泻。

### （三）分

左右手或拇指，或其他四指指端，或掌面，腕掌悬曲，运用腕部的横竖和来回摆动，带动指关节的屈伸运动。临床上，多往左右运动。此法与理法合用，则称为分筋理气法。

### （四）理

即梳理，与分法同理，多往下。

### （五）推

（如督脉处、手臂处、大腿处）向上推动，用指或掌。上推为升，下拿为降。

### （六）拿

如拿下，又如抹下。力的方向主要是向下。

### （七）运转

即以单指、双指等，如拇指、食指，或食指、中指、无名三指，使指面贴于皮肤，甚至用大小鱼际、掌根、全掌贴于患者皮肤，做顺时针或反时针方向的环形运转。其中，单指或拇指运转，多用于头面、五官、胸腹、颈项及关节凹陷处等；双手指运转，则多用于头面、颈项两侧、脊柱、胸背、腰骶等；鱼际运转多用于头面、胸腹、腰背及急性外伤等；掌根多用于脊柱、臀部及四肢等；全掌则多用于腹部、腰背及大腿等部位。

## （八）开阖

可用拇指、食指、中指端，单独或配合使用均可。凡向下按压或震颤，使气血向四周分散的，称为开法；凡慢慢将指端上提，使气血还原为阖法。

指针所用的每个穴位，都可用升降开阖运转之法。左右即开阖，上下即升降。凡运转，往左归阳经，往右归阴经。

此外，指针手法亦有弹（弹筋）、拨（拨络）等。因指针很考究医家的指力与穴位选择，故不同于一般意义上的推拿。

运用指针治疗疾病，首先要辨明阴阳与虚实。凡病家脉象强，一般用泻法；而脉象弱，则一般用补法。

## 二、指针的应用

### （一）天谷八阵

《道藏》说："人头有九宫，其中为天谷。"天谷即百会穴，亦称天心。此穴可以运转北斗与二十八宿，主天之清新阳刚之气。此穴最为重要而常用，以此穴作中心布阵，即成天谷八阵。以耳眉一线为外圈，对应一半处为中圈。

运此八阵，能使人体五脏六腑之气统一于神识，使人从容而健康。运转此阵，犹如天门开合，万里晴空，天之精见，天之情见。或由外至内，或由内至外，表里内外相互统一；侧可通中，中亦通侧，成自强不息的运转势态。一般用叩法。

此八阵管整个头部包括眼、耳、鼻、口、舌并躯体四肢，主神志病并内伤、外伤、不内外伤。此外，对呕吐、晕车、车祸、摔伤、撞伤、头暴痛等有立竿见影之效。

**（二）河车路**

督脉上升，任脉下降，形成河车。中线是任督二脉。旁线以膀胱经为主，所有的经脉由此两经统率。前面任脉，统运诸阴；后面督脉，统运诸阳。为临床运用方便，一般选督脉从风府起而至长强止。这是大致而言，可单独选穴，亦可用八阵配穴。少阴脉、冲脉等亦可归于河车路。

**（三）天元八阵**

即至阳穴以上风府以下，排列八阵，治咽、喉、头、项、心、肺、胸、膈、气管、食道之疾病。

**（四）人元八阵**

即至阳至命门段排列八阵，治肝、胆、肠、胃、胰、脾诸病。

**（五）地元八阵**

即命门至长强段排列八阵，治肾、膀胱、盆腔，前后阴之一切病证。

凡运用河车路、天元八阵、人元八阵、地元八阵等，均可随机配合，一般用理法。另外配穴也是可以的，为临床方便，可重点选八会穴即膻中、膈俞、阳陵泉、太渊、大杼、绝骨、章门、中脘八穴（八会穴歌曰：气会膻中血膈俞，筋会阳陵脉太渊，骨会大杼髓绝骨，脏会章门腑中脘）。另外很重要的就是各脏腑的募穴和俞穴。

## 三、指针所用的一些特别穴位

### （一）大指外节

对眼病、牙病均好，可配合谷。

### （二）劳宫到掌根的中点

可治疗肠胃病、心绞痛等。

### （三）指太阳穴

小指外侧上点，通太阳经，可治太阳经病。

### （四）无名指外侧上点

对胸胁病、偏头痛、耳鸣等疗效很好。

### （五）中指尖并上节两侧点

治巅顶痛。

### （六）二指上节阳点、外侧点

可对治眼眶、前额、胸喉之病。

### （七）鱼际背骨

通阳明经，可治阳明经诸病。

### （八）冲点，第二掌骨远端，近合谷穴

主管血压（无论高低，可使恢复正常）。

### （九）中渚配合谷，成开关穴

特别利于危急病人的抢救。

第三章　优势病种治疗各论

### ❖ 第一节　头痛

#### 一、病因病机概述

头痛，指患者自觉头部疼痛不适，是临床常见的自觉症状，可单独出现，亦可见于多种疾病的过程中。

头痛一证首见于《内经》，在《素问·风论》中称之为"首风""脑风"，描述了"首风"与"脑风"的临床特点，并指出外感与内伤是导致头痛发生的主要病因。《内经》认为，六经病变皆可导致头痛。

根据临床上的主要证候、病程转归以及并发症，本病可归属于西医学的血管性头痛、紧张性头痛、三叉神经痛、外伤后头痛、神经官能症及某些感染性疾病、五官科疾病的头痛等，均可参考本节进行辨证施治。杵针治疗头痛，有较好的效果，但应与颅脑实质性病变相区别，以便及时治疗原发病。

#### 二、辨证及治疗

头痛可分为外感和内伤两大类。外感头痛多为外邪上扰清窍，壅滞经络，脉络不通。内伤头痛多于肝、脾、肾三脏的功能失调有关。

外感头痛之病性属表属实，病因是以风邪为主的六淫邪气，一般病程较短，预后较好。内伤头痛大多起病较缓，病程较长，病性较为复杂，一般来说，气血亏虚、肾精不足之头痛属虚证，肝阳、痰浊、瘀血所致头痛多属实证。虚实在一定条件下可以相互转化。

**（一）外感头痛**

【主症】发病较急，头痛连及项背，痛无休止，外感表证明显。

头痛头昏，恶寒发热，脉浮。若因风寒头痛者，痛连项背，恶寒无汗，舌苔薄白，脉浮紧。若风热上扰者，气血逆乱而经络受扰，头痛而胀，甚至头痛如裂，发热恶寒，面红目赤，口渴欲饮，尿黄，脉浮而数。若因风湿所犯者，清阳受阻，头痛如裹，肢体困重，纳呆胸闷，小便不利，大便或溏，舌苔白腻，脉濡。风湿头痛每于阴雨风湿天气则复发或加重。

【治法】祛风解表，通络止痛。

【处方】百会八阵、风府八阵、大椎八阵。

河车路：脑户至大椎段。

曲池、合谷、太阳。

杵针用泻法，风寒、风湿者可加灸法。

【方义】外邪所犯，首当解表，故取百会八阵、风府八阵、大椎八阵，河车路脑户至大椎段以疏风解表，疏通经络，而止头痛。合谷为手阳明经原穴，与手太阴经为表里，有祛邪解表的作用。太阳通络止痛，调理气血，诸穴相配，表解而痛止。

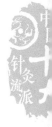

【配穴】阳明头痛者加印堂、合谷、内庭；少阳头痛者加率谷、外关、足临泣；太阳头痛者加天柱、后溪、昆仑；厥阴头痛者加四神聪、太冲、内关；风寒头痛者加风门；风热头痛者加曲池、大椎；风湿头痛者加阴陵泉。

【加减】头痛之治尚应结合经络辨证，前额痛为阳明经头痛，可加内庭、上星、阳白。侧头痛属少阳经头痛，可配率谷、中渚。后头痛者属太阳经头痛，可配天柱、后溪、昆仑。巅顶痛者，多属肝经，可配行间、太冲。

### （二）内伤头痛

#### 1. 实证

【主证】内伤头痛实证者，无表证，少虚象，以别于其他头痛。其中有肝阳上亢，痰浊阻滞，瘀血阻络等不同证型，由于病因病机不同，证候各有特点。

肝阳上亢者，头角掣痛，眩晕，心烦易怒，面红目赤，口苦，舌质红，脉弦数，常见情志紧张而发病。

痰浊阻遏者，头额疼痛，昏蒙如裹，胸脘痞闷，呕吐痰涎，便溏，舌苔白腻或白滑，脉滑。

瘀血阻痹，头痛如刺，经久不愈，痛处固定，或有头部外伤史，舌质紫黯或有瘀斑，脉细或细滑数。

【治法】以通络止痛为基本法则，兼以平肝降逆，化痰降浊，行气活血。

【处方】百会八阵、风府八阵。

河车路：脑户至大椎段。

率谷、络却。

杵针用泻法，或平补平泻法。

【方义】督脉经循巅顶，还入脑中，膀胱经循额、巅、枕、项，其支脉从巅入络脑，胆经循于头角，故取百会八阵、风府八阵、河车路、率谷、络却以调理头痛部位气血，疏通脑脉而止痛。

【加减】肝阳上亢者，加太冲、太溪、头临泣以平肝潜阳，痰浊阻遏者加丰隆、中脘八阵、头维以理气化痰，降逆止痛；瘀血头痛加三阴交、膈俞、血海以活血化瘀，通络止痛。

2. 虚证

【主证】内伤头痛虚证者，无表证，实象较少。常见的有阳气不足，气血虚弱，精血亏损等证候。

阳气不足者，肾阳衰弱，自觉头中隐隐作痛，病程较长，常兼眩晕，腰痛膝软，畏寒肢冷，神疲乏力，遗精带下，小便清长，舌质淡或胖嫩，脉沉细。

气血虚弱者，头痛头昏，遇劳则甚，心悸怔忡，失眠多梦，面色㿠白，舌质淡，苔薄白，脉虚无力。

精血亏损者，髓海失养，自觉头中空痛，每兼眩晕耳鸣，腰膝酸软，遗精盗汗，舌红少苔，脉细数无力。

【治法】益气养血，温补肾阳，补益肾精，和络止痛。

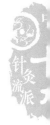

【处方】百会八阵、至阳八阵、命门八阵、气海八阵。

河车路：大椎至长强段。

三阴交、足三里。

杵针用补法，并可加灸法。

【方义】百会八阵以疏理脑部气血，通络止痛；至阳八阵、命门八阵、河车路大椎至长强段以调补脾胃，益气养血，温补肾阳，补益肾精。气海八阵能益下元，温补肾中阳气；三阴交为肝脾肾三阴经之交会穴，以养精血，足三里以资生化之源。诸穴配伍，体虚得补，髓海得充，脑络得养而经络调和，头痛则可止矣。

【加减】阳气不足者加膻中、关元八阵，以温阳益气；气血虚弱者，加中脘八阵、中枢八阵以益气养血；精血不足者，加太溪、涌泉，以补肾中之精血。

## 三、典型验案

陈某，女，54岁。2014年10月18日就诊。

头昏头痛2年余，左下肢麻木1年余，加重3个月。2年前曾因脑血管意外经治疗后，左侧上下肢麻木，活动不便，近期加重，下肢拄拐杖能缓慢行走，左手只能抬至胸前，手指握力较差，伴见头昏头痛，以右侧头额、太阳穴部位疼痛（血压150/90mmHg)，胸闷，语言正常，二便调，舌边尖红，苔白腻，脉弦滑。

【中医辨证】①中风后遗症——半身不遂；②头痛——肝阳上亢，痰浊阻痹（高血压）。

【治法】祛风化痰，通经活络，平肝潜阳，疗瘫起痹。

【处方】天谷八阵（百会八阵）；河车路：大椎至命门段；足三里、丰隆、三阴交、太冲、太溪，左侧上下肢手足三阴三阳循行部位。

【治疗操作】

（1）用奎星笔的杵尖在百会八阵、风府八阵及大椎八阵行开阖手法。

（2）用五星三台杵的杵尖在百会八阵、风府八阵、大椎八阵及河车路（脑户至大椎段）行点叩手法。

（3）用七曜混元杵的杵尖在河车路（脑户至大椎段）行分理手法。

（4）用奎星笔的杵柄在百会八阵、风府八阵、大椎八阵及河车路（脑户至大椎段）行运转手法。

（5）用奎星笔的杵尖在曲池、合谷、太阳行开阖手法。

每日1次，连续作10次后，病人自述头昏头痛减轻（血压135/80mmHg），上肢麻木减轻，但功能活动改善不明显。因中风2年之久，功能活动恢复困难，能将血压控制在正常范围之内，以免再度中风，已是很理想之效果。

【方义】天谷八阵（百会八阵）有平肝潜阳之功，河车路大椎至命门段有调节肝脾肾之功能，配以足三里、丰隆、三阴交、

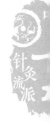

太冲、太溪能理气化痰，滋阴潜阳，平肝息风（滋水涵木），再用杵针疏理上下肢手足三阴三阳经循行部位，有疏经通络、促进肢体功能恢复之作用。

## 附：三叉神经痛

三叉神经痛是指面部、三叉神经分布区内出现阵发性、短暂性剧烈疼痛。临床上以第二支、第三支发病较多。本病可分原发性和继发性两种。发病年龄多在中年以上，一般女性患者较多。

【主症】常因触及面部某一点突然发作，所以患者不敢洗脸、漱口和进食。疼痛呈阵发性、闪电样剧痛，其痛如刀割、针刺、火灼，可伴有病侧面部肌肉抽搐、流泪、流涕及流涎等现象。发作时间短暂，数秒钟或数分钟后即自行缓解，间歇期间可无症状。

【治法】舒经活络，调气止痛。

▶ 视频2 │ 头痛的杵针治疗 │

## ◆ 第二节　眩晕

### 一、病因病机概述

眩晕又称眩冒。眩是指眼花，晕是指头晕，通常称为头旋眼花，是一种临床上常见的症状。轻者发作短暂，平卧闭目片刻即安；重者如乘坐舟车，旋转起伏不定，以致站立不稳。或时轻时重，兼见他症而迁延不愈。

本症可见于西医高血压、动脉硬化、内耳性眩晕、贫血、神经衰弱等症。

起病常因体质虚弱，病后体虚，忧思郁怒及饮食厚味等有关。本症的发生有因心脾亏损，气血不足，不能上充髓海而发；有因肾阴不足，肝失濡养，肝阳上扰清窍所致；有因素属湿盛之体，过食厚味，聚湿生痰，上蒙清阳而为眩晕；有因情志失调，郁怒动肝，肝阳偏亢，风阳内动引起眩晕。

内科疾病所引起的眩晕，大多无真正旋转感，有原发疾病的症状可资鉴别，如贫血、高血压、神经衰弱等。

内耳性眩晕等症，眩晕呈阵发性，有严重的外景旋转或自身摇晃感，不能坐立，体位改变时加重，伴有耳鸣、听力减弱及眼球震颤等。

如有长期使用链霉素、新霉素、卡那霉素等药物史者，多属药物中毒所引起的眩晕症，往往以失听耳鸣为主，若听神经损害

严重，杵针疗法治疗效果多不显著。

眩晕病人平时应保持安静，避免噪音刺激；痰湿重者，应少食或禁食肥甘生痰之品。眩晕发作期间应少饮水，进淡食。

## 二、辨证及治疗

### （一）气血虚弱

【主症】头晕目眩，神疲乏力，四肢倦怠，面色㿠白，心悸失眠，怯冷蜷卧，舌质淡，脉细数。

【治法】补益气血。

【处方】至阳八阵、百会八阵。

河车路：大椎至命门段。

足三里、气海。

杵针用补法，并可加灸法。

【方义】本证是由气血不足而发病，治当从气血生化之源脾胃着手。取至阳八阵、河车路、足三里能健脾和胃，运化水谷，生精化血，以资气血生化之源。百会八阵、气海（八阵）能补气以运血，使髓海得以充养而眩晕自止。

【加减】心悸加内关、神道八阵；失眠加神门、三阴交；饮食不佳，食后腹胀加中脘八阵。

### （二）肾经亏损

【主症】头晕旋转，视物昏黑，兼疲乏易累，腰酸耳鸣，舌红少津，脉细弱。

【治法】补肾益精。

【处方】命门八阵、百会八阵。

河车路：大椎至长强段。

太溪、足三里。

杵针用补法。

【方义】本证由肾精亏损而致，应以补益肾精为主治。故取命门八阵、河车路大椎至长强段、太溪以补肾气，益肾精，以充脑髓。百会八阵补督脉以益髓海。足三里以健脾益胃，助其生化之源。肾气盛，脑海充，眩晕自止。

【加减】耳聋耳鸣者加翳风、听宫。

### （三）肝阳上亢

【主症】眩晕阵发，头脑胀痛或昏重，常因七情过度而诱发，兼见胸胁胀闷、抑郁易怒、脉弦等症。

【处方】至阳八阵、百会八阵、命门八阵。

河车路：大椎至命门段。

风池、行间、侠溪。

杵针用泻法。

【方义】本证多因肾阴不足而致肝阳上亢，故取至阳八阵、百会八阵、河车路以疏理气机，平肝潜阳；风池、侠溪为胆经之穴，与肝经之行间相配，以清肝胆之上亢阳气，是急则治其标之

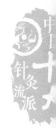

法。更取命门八阵，以实肝肾之阴，为其治本之法。

【加减】胁肋胀痛加阳陵泉。

**（四）痰湿中阻**

【主症】眩晕兼见胸脘痞闷，恶心呕吐，食欲不振，心烦，舌苔厚腻，脉弦滑。

【治法】和中化湿。

【处方】至阳八阵、中枢八阵、百会八阵。

河车路：大椎至命门段。

中脘八阵、丰隆、内关、解溪。

杵针用平补平泻法，并可加灸法。

【方义】痰湿中阻取至阳八阵、中枢八阵、河车路、中脘八阵、丰隆以健运脾胃，化痰浊，百会以平肝治眩晕，内关和胃降逆而止呕吐，解溪能降胃气化痰浊而治眩晕。脾胃健运，痰湿运化，眩晕自止。

【加减】头重如裹加头维；食欲不振加足三里。

## 三、典型验案

葛某，女，39 岁，2015 年 6 月 30 日就诊。

患者头痛 1 年余，复发加重 7 天来我院就诊。1 年前患者因头痛于某医院住院诊断为高血压头痛，经治疗头痛基本好转，平时仍要服降压药，维持血压正常。1 周前，因生气情绪急躁而出现头痛，以两侧为甚，兼眩晕欲吐，胸中满闷，两胁胀痛，舌边红，苔薄黄。检查血压为 180/120mmHg。

【中医辨证】眩晕——为肝气不疏，郁而化热，肝热循经上冲引起眩晕伴头痛。

【治法】疏肝理气，清热平肝。

【处方】百会八阵、至阳八阵，河车路印脑段、阳命段，外关、阳陵泉、太冲、太溪。

【治疗操作】

（1）采用奎星笔的杵尖在百会八阵行开阖手法，用金刚杵的杵尖在至阳八阵和命门八阵行开阖手法。

（2）用五星三台杵的杵尖在至阳八阵、百会八阵、命门八阵及河车路（大椎至命门段）行点叩手法。

（3）用七曜混元杵的杵尖在河车路（大椎至命门段）行分理手法。

（4）用奎星笔的杵柄在百会八阵行运转手法，用金钢杵的杵柄在至阳八阵、命门八阵和河车路（大椎至命门段）行运转手法。

（5）用奎星笔的笔尖在风池、行间、侠溪各行开阖手法。

每日一次治疗，每次治疗约 30 分钟，连续做 7 次，头痛减轻，胸闷、胁痛亦有改善，检查血压已降至 140/90mmHg。杵针治疗既已见效，再继续做两周。头痛眩晕消失，胸闷胁痛也治愈。随之隔三日一次，做两周以巩固疗效。检查血压已维持在正常范围。

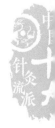

【方义】至阳八阵，河车路至阳至长强段有肝俞、膈俞等穴，配以肝经原穴太冲、胆之合穴阳陵泉，能疏肝理气，清热平肝。百会八阵、命车路印脑段，是头痛的病变部位取穴，有平肝镇静作用，配以外关、阳陵泉、太冲，行杵针泻法，有清肝潜阳止痛的作用，太溪有滋水涵木的作用，以加强潜阳平肝之功。方穴对证，疗效显著。

▶ 视频 3 │ 眩晕的杵针治疗 │

## ✧ 第三节　耳鸣耳聋

### 一、病因病机概述

耳鸣，指患者自觉耳中鸣响而周围环境并无相应的声源。它可发生于单侧，也可发生于双侧，有时患者自觉鸣声来自头颅内部，可称为"颅鸣"或"脑鸣"。在中医古籍中还有聊啾、苦鸣、蝉鸣、耳数鸣、耳虚鸣、暴鸣、渐鸣等不同的名称。

耳聋，指不同程度的听力减退，程度较轻者也称"重听"。根据发病的时间长短以及病因病理等不同，在中医古籍中又有暴聋、猝聋、厥聋、久聋、渐聋、劳聋、虚聋、风聋、火聋、毒聋、气聋、湿聋、干聋、聩聋、阴聋、阳聋等不同的名称。

耳鸣与耳聋临床上常常同时或先后出现，两者的病因病理及中医辨证施治原则也基本相似，故本节将耳鸣与耳聋合在一起进行讨论。它们是各种耳科疾病乃至全身疾病的一种常见症状，有时也可单独成为一种疾病。

根据临床上的主要证候、病程转归以及并发症，本病可归属于西医学的突发性聋、爆震聋、传染病中毒性聋、噪声性聋、药物中毒性聋、老年性聋、耳硬化症以及原因不明的感音神经性聋、混合性聋及耳聋等疾病，均可参考本节进行辨证施治。

## 二、辨证及治疗

本病常与肝胆火旺、外感风邪和肾精亏耗等因素有关。病位在耳。肾开窍于耳，少阳经入耳中，故本病与肝胆、肾关系密切。火热或精亏致耳部脉络不通或失于濡养均可导致耳鸣、耳聋的发生。

耳鸣耳聋可分为实证和虚证两大类，一般来说，起病急、病程短者以实证为多见，常见于风热侵袭、肝火上扰、痰火郁结、气滞血瘀等证型；起病缓慢、病程较长者以虚证为多见，如肾精亏损或气血亏虚等。

### （一）实证

【主症】暴病耳聋，或耳中觉胀，耳鸣如潮，鸣声隆隆不断，按之不减。

兼耳闷胀，畏寒，发热，舌红，苔薄，脉浮数者为外感风邪；兼头胀，面赤，咽干，脉弦者为肝胆火盛；兼耳内憋气感明

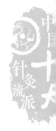

显，胸闷痰多，苔黄腻，脉弦滑者为痰火郁结。

【治法】平肝泻火，息风通窍。

【处方】百会八阵、风府八阵、耳八廓。

河车路：风府至大椎段。

翳风、听会、足临泣、侠溪、听宫、中渚。

【方义】百会八阵、风府八阵、耳八廓、河车路风府至大椎段有平肝息风、清热泻火、通经活络、行气通窍的作用。

手足少阳两经经脉均绕行于耳之前后，因此，取手少阳三焦经之中渚、翳风，足少阳胆经之听会、侠溪，远近相配，以疏导少阳经气，四穴合用，为治疗本病之主方。

足临泣为胆经之腧穴，用之可清泻少阳经热，通畅气机，为上病下取之意，听宫为局部取穴，以疏通耳道。

【加减】肝胆火盛者加太冲、丘墟以清泻肝胆实火，外感风邪者加外关、列缺、合谷以疏散外邪。

（二）**虚证**

【主症】久病耳聋，耳鸣如蝉，时作时止，劳累则加剧，按之鸣声减弱。

兼头晕，遗精，带下，腰膝酸软，脉虚细者为肾精亏损；兼神疲乏力，食少腹胀，便溏，脉细弱者为脾胃虚。

【治法】补益精气，通窍复聪。主穴：听宫、翳风、太溪、肾俞。

【处方】百会八阵、命门八阵、耳八廓。

河车路：大椎至命门段。

翳风、听会、足临泣、侠溪。

【方义】肾开窍于耳，虚证其治在肾，肾虚则精气不能上注于耳，故取命门八阵、百会八阵、河车路大椎至命门段以补气益精，培肾固本，疏通经络，通窍复聪。

翳风、中渚为手少阳经腧穴，听会、侠溪为足少阳经腧穴，两经均循行于耳之周围，再配以耳八廓，有疏通少阳经气、通窍复聪的作用。

【加减】肾虚严重者加关元八阵、太溪以补益肾气；脾胃虚弱者加至阳八阵、足三里。

### 三、典型验案

陈某，男，55岁。

耳鸣耳聋2个月余。2个月前因感冒后即出现眩晕，住进某医院诊断为内耳眩晕（梅尼埃病）经治疗眩晕好转，但随之出现耳鸣如蝉鸣，终日不停，听力逐渐下降，又诊断为突发性神经性耳鸣耳聋。经高压氧及西药治疗未见好转，遂求治于中医针灸。现在症：两耳耳鸣如蝉鸣，鸣声高昂，时伴眩晕。兼见口苦心烦，小便短赤，舌红苔黄，脉弦数。

【中医辨证】肝胆湿热上冲蒙蔽耳窍所致耳鸣耳聋。

【治法】清肝泻火，息风通窍。

【处方】百会八阵、风府八阵，河车路：风府至大椎段。配合特殊穴位翳风、听会、足临泣、侠溪、听宫、中渚等。

【治疗操作】

（1）用奎星笔的杵尖在百会八阵及风府八阵行开阖手法。

（2）用五星三台杵的杵尖在百会八阵及风府八阵及河车路（风府至大椎段）行点叩手法。

（3）用七曜混元杵的杵尖在河车路（风府至大椎段）行分理手法。

（4）用奎星笔的杵柄在百会八阵、风府八阵及河车路（风府至大椎段）行运转手法。

（5）用奎星笔的杵尖在翳风、听会、足临泣、侠溪、听宫、中渚行开阖手法。

每日一次治疗，每次治疗约 30 分钟，做 7 次治疗后眩晕、心烦、口苦减轻，耳鸣未见好转，再继续做两周，耳鸣减轻，方穴既已对证，继续做治疗，三个月后耳鸣治愈。

【方义】百会八阵、风府八阵、河车路脑椎段，有泻肝清热、理气通络、息风通窍的作用。手足少阳经脉均绕行于耳前后，因此，取手少阳三焦经之翳风；足少阳胆经之听会、侠溪，远近相配，能疏导经气。足临泣为胆经腧穴以清泄少阳之火，畅通气机，为上病下取之意。听宫与八廓为局部取穴，为治耳病之有效穴位，可疏通耳道。耳道通，则耳鸣可愈。

▶ 视频4 │ 耳鸣耳聋的杵针治疗 │

## ◈ 第四节　高血压

### 一、病因病机概述

高血压病是一种常见的慢性疾病，全称为"原发性高血压病"，以安静状态下持续性动脉血压增高（Bp:140/90mmHg 或 18.6/12kPa 以上）为主要表现。根据临床上的主要证候、病程转归以及并发症，本病可归属于中医"头痛""眩晕""肝风"等范畴。《素问·至真要大论》曰："诸风掉眩，皆属于肝"，《灵枢·海论》曰："髓海不足则脑转耳鸣"。认为本病与肾阴不足、肝阳偏亢有关，多因精神因素、饮食失节等诱发。

### 二、辨证及治疗

高血压病早期约半数病人无明显症状，常在体检时偶然发现。如血压波动幅度大可有较多症状，常见头痛、头晕、头胀、眼花、耳鸣、心悸、失眠、健忘等。随着病情的发展，血压明显而持续性地升高，则可出现脑、心、肾、眼底等器质性损害和功能障碍。

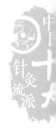

## （一）阴虚阳亢证

【主症】头部胀痛、烦躁易怒、腰膝酸软；次症：面红目赤，胁痛口苦，便秘溲黄，五心烦热，口干口渴，失眠梦遗；舌脉：舌红少苔，脉细数或弦细。

【治法】滋阴降火、平肝潜阳。

【处方】百会八阵、风府八阵、至阳八阵。

河车路：大椎至命门段。

风池、行间、太冲、三阴交。

杵针用泻法。

【方义】本证多因肾阴不足而致肝阳上亢，故取至阳八阵、百会八阵、河车路以疏理气机，平肝潜阳；风池为胆经之穴，与肝经之行间、太冲相配，以清肝胆之上亢阳气，是急则治其标之法。更取命门八阵、三阴交，以实肝肾之阴，为其治本之法。

【加减】头痛之治尚应结合经络辨证，前额痛为阳明经头痛，可加内庭、阳白。侧头痛属少阳经头痛，可配率谷、中渚。后头痛者属太阳经头痛，可配天柱、后溪。巅顶痛者，多属肝经，可配行间、太冲、四神聪。

## （二）气血两虚证

【主症】头晕时作、少气乏力；次症：动则气短，头部空痛，自汗或盗汗、心悸失眠；舌脉：舌质淡，脉沉细无力。

【治法】益气养血、化瘀通络。

【处方】至阳八阵、百会八阵。

河车路：大椎至命门段。

足三里、气海。

杵针用补法，并可加灸法。

【方义】本证是由气血不足而发病，治当从气血生化之源脾胃着手。取至阳八阵、河车路、足三里能健脾和胃，运化水谷，生精化血，以资气血生化之源。百会八阵、气海（八阵）能补气以运血，使髓海得以充养。

【加减】心悸加内关、神道八阵；失眠加神门、三阴交。

**（三）痰瘀互结证**

【主症】头重或痛；次症：头重如裹，胸脘痞闷，胸痛心悸，纳呆恶心，身重困倦，手足麻木；舌脉：苔腻脉滑。

【治法】健脾化痰、祛瘀通络。

【处方】至阳八阵、中枢八阵、百会八阵。

河车路：大椎至命门段。

中脘八阵、丰隆、内关、解溪。

杵针用补法，并可加灸法。

【方义】痰湿中阻取至阳八阵、中枢八阵、河车路、中脘八阵、丰隆以健运脾胃，化痰浊，百会以平肝治眩晕，内关和胃降逆而止呕吐，解溪能降胃气化痰浊而治眩晕。脾胃健运，痰湿运化。

【加减】食欲不振加足三里。

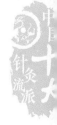

### （四）肾精不足证

【主症】心烦不寐、耳鸣腰酸；次症：心悸健忘、失眠梦遗、口干口渴等症；舌脉：舌淡黯，脉细大无力。

【治法】滋阴补阳、调和脏腑。

【处方】命门八阵、百会八阵。

河车路：大椎至长强段。

太溪、足三里。

杵针用补法，并可加灸。

【方义】本证由肾精亏损而致，应以补益肾精为主治。故取命门八阵、河车路大椎至长强段、太溪以补肾气，益肾精，以充脑髓。百会八阵补督脉以益髓海。足三里以健脾益胃，助其生化之源。肾气盛，脑海充，眩晕自止。

【加减】耳聋耳鸣者加翳风、听宫。

## 三、典型验案

李某，男，76岁。2015年1月7日就诊。

头晕眼花半年余，加重1个月。患者自诉高血压史10余年，半年前无明显诱因开始头晕眼花，伴烦躁、易怒、神昏、嗜睡。在门诊行活血化瘀、扩张血管等治疗后稍有缓解。1个月前头晕眼花的症状加重，偶尔自感乏力、神昏。血压170/100mmHg，心界向左下扩大，律齐，心音有力，双肺呼吸音低，未闻及明显干湿啰音，胸闷，语言正常，二便调，舌边尖红，苔白腻，脉弦滑。

【中医辨证】眩晕——肝阳上亢，风痰上扰。

【治法】祛风化痰，平肝潜阳。

【处方】天谷八阵（百会八阵）；河车路；大椎至命门段；足三里、丰隆、三阴交、太冲、太溪，左侧上下肢手足三阴三阳循行部位。

【治疗操作】

（1）用奎星笔的杵尖在百会八阵行开阖手法。

（2）用五星三台杵的杵尖在百会八阵及河车路（大椎至命门段）行点叩手法。

（3）用七曜混元杵的杵尖在河车路（大椎至命门段）行分理手法。

（4）用奎星笔的杵柄在百会八阵及河车路（大椎至命门段）行运转手法。

（5）用奎星笔的杵尖在风池、内关、丰隆、三阴交、太溪行开阖手法。

每日1次，连续做14次后，病人自述头昏头痛减轻（血压135/80mmHg），上肢麻木减轻，但功能活动改善不明显。

【方义】百会八阵有平肝潜阳之功，河车路大椎至命门段有调节肝脾肾之功能，配以风池、丰隆、三阴交、太溪能理气化痰，滋阴潜阳，平肝息风（滋水涵木）。

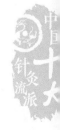

▶ 视频 5 │ 高血压的杵针治疗 │

## ❖ 第五节　中风

### 一、病因病机概述

中风是一种常见的急性疾病，患者大都为中老年人。本病以突然昏仆，不省人事，半身不遂，或神识稍昧、口角歪斜、语言不利等为主症。古代文献根据其发病急骤和症状特征，有如矢石之中的，暴风之疾，故有"卒中""厥证""偏枯"等名称。本病在发作前可有眩晕、指麻等先兆症状出现。

本病的发生原因，历代医家立论不尽相同。综合前人对本病的论述，认为其主要原因为风、火、痰、虚四者为患。病变涉及心、肝、脾、肾等脏腑。

人至中年由壮渐老。或因房事不节，劳累太过，肾阴不足，肝阳偏亢；或因体质肥胖、恣食肥甘，湿盛生痰，痰郁生热。或更兼忧思、恼怒、嗜酒等诱因，均可导致脏腑经络功能失调，阴阳偏颇，气血逆乱，而发生中风。

若肝风内动，痰浊瘀血阻滞经络，病位较浅，病情较轻，则仅见肢体麻木不仁，口歪语涩等经络症状，称为中经络。

若属风阳暴升，与痰火相夹，迫使血升气亢并走于上，阴阳平衡严重失调，痰热蒙蔽心窍，病位较深，病情较重，则呈现肢体瘫痪，神昏，失语等脏腑证候，称为中脏腑。

中经络者，如反复发作，病情由轻转重，亦可出现中脏腑证候。中脏腑者，即使救活脱险，病情由重转轻，亦多后遗经络证候。

中风初起，病情危重者，应尽量在原地抢救，避免搬动颠簸，以防引起病情恶化。

有中风后遗症者，指导病人进行瘫痪肢体的功能锻炼和语言练习。

凡老年形盛气虚，或肝阳上逆，自觉头晕指麻，偶有言謇者，可能是中风先兆。宜保持情志平静，饮食清淡，起居有常，并杆针风市、足三里、百会八阵以预防中风。

脑溢血、脑血栓形成、脑栓塞、脑血管痉挛等病及后遗症，均可参照本节治疗。

## 二、辨证及治疗

中风先兆：中风多因气血上逆为病，故有眩晕、心悸、肢麻、手足乏力、舌强等先兆症状。

### （一）中经络

【主症】病在经络，未及脏腑，或脏腑功能渐见恢复，而经

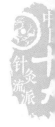

络气血仍然阻滞。症见半身不遂，肌肤不仁，舌强言謇，口角歪斜，脉弦滑等。

【治法】通经活络。

【处方】天谷八阵、神道八阵。

河车路：大椎至长强段。

杵针用平补平泻法。

【方义】风病多犯阳经，阳主动，肢体运动障碍，其病在阳，故取督脉腧穴、天谷八阵、神道八阵、河车路以行气活血，疏通经络。

【加减】半身不遂在上肢者加肩髃、曲池、合谷、外关；在下肢者加环跳、阳陵泉、足三里、解溪、昆仑；肘部拘挛者加曲池、曲泽；腕部拘挛加大陵；膝部拘挛加曲泉；踝部拘挛加太溪；手指拘挛加八邪；足趾拘挛加八风；语言謇涩加廉泉、通里；口眼歪斜者加地仓、颊车。

### （二）中脏腑

病入脏腑，病势急重，症见突然昏仆，不省人事，并见半身不遂，舌强失语，口角歪斜，流涎等症。根据病因病机的不同，又可分为闭证和脱证两类。

#### 1. 闭证

【主症】多因气火冲逆，血菀于上，肝风鸱张，痰浊壅盛。症见神志昏昧，牙关紧闭，两手握固，面赤气粗，喉中痰鸣，二便闭塞，舌红，苔黄腻，脉弦滑而数。

【治法】醒脑、启闭、开窍、清热、息风、豁痰。

【处方】百会八阵、神道八阵。

河车路：大椎至命门段。

人中、十二井穴、太冲、丰隆、劳宫。

杵针用泻法，井穴刺血。

【方义】中风闭证乃由肝阳鸱张，气血逆乱，夹痰浊瘀血蒙蔽清窍。故取百会八阵、河车路以清热泻火，平肝息风，豁痰开窍。取十二井穴刺血、人中以醒脑开窍，泄热开闭。此乃《内经》"血实宜决之"之意。肝脉上达巅顶，泻太冲可降肝经逆气，以平肝息风。丰隆为足阳明胃经之别络穴，取之以调理脾胃气机，温化痰饮。心与心包络同治，取荥穴劳宫泄热开闭。

【加减】牙关紧闭者配颊车、合谷；语言不利者配哑门、廉泉；神志渐醒者，去十二井穴、人中，以免损伤气血。

### 2. 脱证

【主症】由于真气衰微，元阳暴脱。症见目合口张，手撒尿遗，鼻鼾息微，四肢逆冷，脉微欲绝等。若见汗出如油，两颧淡红，脉微欲绝或浮大无根，为真阳外越之危候，最为难治。

【治法】温阳益气，回阳固脱。

【处方】百会八阵、神道八阵。

河车路：大椎至命门段。

关元、神阙、气海。

杵针用补法，并可加大艾灸法。

【方义】百会八阵、神道八阵、河车路以温补阳气，醒脑开窍。阴阳互根，元阳外脱，必从阴救阳，关元为任脉经与足三阴经之交会穴，乃三焦元气所出，联系命门，是阴中之阳穴；气海为生气之海，有扶阳益气，以救脱逆的作用，神阙位于脐中，为生命之根蒂，为真气所系，故用大艾灸，以回垂绝之阳。

【加减】虚汗不尽加阴郄；小便不禁加三阴交、足三里。

## 三、典型验案

彭某，女，63岁。2014年2月28日就诊。

患者右侧肢体活动不利、麻木2年余，加重半年。西医诊断为"脑出血"。某医院治疗1个月后出院，仍右侧肢体活动不利、麻木，行走障碍，流涎，反应稍差，言语尚清楚，纳可，寐安，二便调。舌淡红，苔薄白，脉稍涩。

【中医辨证】中风后遗症——半身不遂。

【治法】通经活络，平肝潜阳，疗瘫起痹。

【处方】百会八阵，神道八阵，河车路：大椎至命门段。局部取太冲、丰隆、足三里、三阴交、合谷、曲池、劳宫等穴位。

【治疗操作】

（1）用奎星笔的杵尖在百会八阵做开阖手法，用金刚杵的杵尖在神道八阵行开阖手法。

（2）用五星三台杵的杵尖在百会八阵、神道八阵及河车路（大椎至命门段）行点叩手法。

（3）用七曜混元杵的杵尖在河车路（大椎至命门段）行分理手法。

（4）用奎星笔的杵柄在百会八阵行运转手法，用金刚杵的杵柄在神道八阵及河车路（大椎至命门段）行运转手法。

（5）用奎星笔的杵尖在太冲、丰隆、足三里、三阴交、合谷、曲池、劳宫行开阖手法。

每日1次，连续做10次后，病人自述头昏头痛减轻（血压135/80mmHg），上肢麻木减轻，但功能活动改善不明显。因中风2年之久，功能活动恢复困难，能将血压控制在正常范围之内，以免再度中风，已是很理想之效果。

【方义】百会八阵配神道八阵有平肝潜阳之功，河车路大椎至命门段有调节肝脾肾之功能，配以太冲、丰隆、足三里、三阴交、合谷、曲池、劳宫能理气化痰，滋阴潜阳，平肝息风（滋水涵木），疏经通络。再用杵针疏理上下肢手足三阴三阳经循行部位，有疏经通络，促进肢体功能恢复之作用。

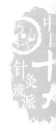

▶ 视频6 | 中风的杵针治疗

## ✧ 第六节 痛经

### 一、病因病机概述

妇女在行经前后或行经期间，小腹及腰部疼痛，甚至剧痛难忍，称为痛经，亦称经行腹痛。本症多见于青年妇女。子宫过度前倾或后倾、子宫颈管狭窄、子宫内膜增厚、盆腔炎、子宫内膜移位等病所引起的痛经，均可参照本节辨证治疗。

本症主要由气血运行不畅所致。实证者，由于七情不调，肝郁气滞，气机不利，血行受阻，而冲任不利，经血滞于胞中；或经期感寒饮冷，寒湿伤于下焦，客于胞官，经血运行不畅，滞而作痛。因于虚者，多由素虚或久病之后，气血两亏，行经以后，血海空虚，胞脉失养，或因多产房劳，肝肾亏损，以致精亏血少，冲任不足，经行之后，血海空虚，不能滋养胞脉而致小腹虚痛。

经期应避免精神刺激和过度劳累，注意经期卫生，防止受凉和过食生冷。痛经原因很多，必要时做妇科检查，以明确诊断。

### 二、辨证及治疗

发病以经期或行经前后少腹疼痛为主症。根据发病原因、痛势、腹痛等以辨别虚实。

（一）**实证**

【主症】经前或行经期间少腹疼痛，月经量少，色紫或伴有瘀块，脉沉实。气滞血瘀者，胸胁乳房作胀，小腹胀痛，下瘀块后痛缓解，舌质紫黯或有瘀斑，脉象沉涩。寒湿凝滞者，小腹冷痛，牵连腰背，得热则痛减，舌苔白腻，脉象沉紧。

【治法】温经散寒，调气通经，活血止痛。

【处方】命门八阵、腰俞八阵。

河车路：命门至长强段。

中极、太冲、三阴交。

【手法】杵针用泻法或平补平泻法，寒湿者可加灸法。

【方义】命门八阵、腰俞八阵、河车路以调理气血，疏通经络，散寒理气，活血止痛。中极为任脉经穴位，任脉通于胞脉，有温通胞脉、调理冲任之作用。太冲为肝经原穴，可行气通经，配以三阴交，可调理气血，气血畅通则痛经可除。

【加减】寒湿者加水道、地机、内庭。有瘀血者加血海。

（二）**虚证**

【主症】经期或经后小腹绵绵作痛，小腹柔软，喜按，经量减少，每伴有腰酸肢倦，纳食减少，头晕心慌，舌质淡，苔薄白，脉象弦细。

【治法】补益气血，调理冲任，温经止痛。

【处方】命门八阵、腰俞八阵、关元八阵。

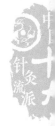

河车路：命门至长强段。

三阴交、足三里。

杵针用补法，并可加灸法。

【方义】本方配伍主要为调补气血，温养冲任。命门八阵、腰俞八阵、河车路命门至长强段，均属督脉，督脉总督一身之阳经，故取之以补真阳，益冲任，调气血，养肝肾。关元为任脉腧穴，内通胞宫，外通三阴之经，可益肝肾之精血，调补冲任。三阴交、足三里调补脾胃，以益气血生化之源。诸穴相配，肝肾得补，气血得充，胞脉得养，痛经可止。

【加减】头昏眩晕加百会八阵、太溪；纳差便溏加中脘八阵、中枢八阵。

## 三、典型验案

唐某，女，20岁，学生，2012年7月3日就诊。

患者行经腹痛2年。患者14岁月经初潮，周期正常，但每于经前、经期小腹胀痛拒按，平素性情抑郁，经前5天左右即出现胸胁乳房胀痛。月经量不多，色紫黯有块，块下痛减，伴急躁易怒乳房胀痛，舌紫黯，脉弦。因患者平素性情抑郁，肝气郁结，肝失疏泄，气机郁滞，肝经不利，故胸胁乳房胀痛，冲、任及胞脉郁滞不通，故经前经期小腹胀痛拒按。经行不畅，故量不多，气滞血瘀，故经色紫黯有血块，气郁而化热，故急躁易怒，舌紫黯，脉弦均为气滞血瘀之象。病位：在胞宫。病机：为冲任不畅，胞脉阻滞，气血运行不畅，不通则痛。

【中医辨证】痛经——证属气滞血瘀。

【治法】行气活血，理气止痛。

【处方】命门八阵、腰俞八阵，河车路（命门至长强段）。局部取中极、太冲、三阴交等为主穴。

【治疗操作】

（1）用金刚杵的杵尖在命门八阵及腰俞八阵行开阖手法。

（2）用五星三台杵的杵尖在命门八阵、腰俞八阵及河车路（命门至长强段）行点叩手法。

（3）用七曜混元杵的杵尖在河车路（命门至长强段）行分理手法。

（4）用金刚杵的杵柄在命门八阵及腰俞八阵及河车路（命门至长强段）行运转手法。

（5）用奎星笔的杵尖在中极、太冲、三阴交行开阖手法。

每日1次，连续做7次后，病人自述症状减轻，乳房胀痛缓解。后患者巩固治疗7次后，在下一次的月经时，疼痛有较为明显的改善。

【方义】命门八阵、腰俞八阵、河车路以调理气血，疏通经络，散寒理气，活血止痛。中极为任脉经穴位，任脉通于胞脉，有温通胞脉、调理冲任之作用。太冲为肝经原穴，可行气通经，配以三阴交，可调理气血，气血畅通则痛经可除。

## ◈ 第七节　颈椎病

### 一、病因病机概述

颈椎病是增生性颈椎炎、颈椎间盘脱出以及颈椎间关节、韧带等组织的退行性改变刺激和压迫颈神经根、脊髓、椎动脉和颈部交感神经等而出现的综合征。其部分症状分别见于中医学的"项强""颈筋急""颈椎病""头痛""眩晕"等病症中。好发于40～60岁中老年人。本病因年老体衰、肝肾不足、筋骨失养；或久坐耗气、劳损筋肉；或感受外邪、客于经脉，或扭挫损伤、气血瘀滞，经脉痹阻不通所致。

### 二、辨证及治疗

发病缓慢，以头枕、颈项、肩背、上肢等部疼痛以及进行性肢体感觉和运动功能障碍为主症。轻者头晕，头痛，恶心，颈肩疼痛，上肢疼痛、麻木无力；重者可导致瘫痪，甚至危及生命。其病变好发于颈5～6之间的椎间盘，其次是颈6～7、颈4～5

之间的椎间盘。颈椎病按其受压部位的不同，一般可分为神经根型、脊髓型、交感型、椎动脉型、混合型等。开始常以神经根压迫和刺激症状为主要表现，以后逐渐出现椎动脉、交感神经及脊髓功能或结构上的损害，并引起相应的临床症状。

X线颈椎摄片可见颈椎体有唇状骨刺突出，小关节及椎间孔周围骨质密度增加，颈椎前突生理曲度消失。

中医根据其临床表现可分为以下三个基本证型：

### （一）风寒痹阻

【主症】夜寐露肩或久卧湿地而致颈强脊痛，肩臂酸楚，颈部活动受限，甚则手臂麻木发冷，遇寒加重。或伴形寒怕冷、全身酸楚。舌苔薄白或白腻，脉弦紧。

【治法】祛风活血，通络止痛。

【处方】百会八阵、风府八阵、大椎八阵。

河车路：脑户至大椎段。

风池、合谷、列缺、肩井。

杵针用泻法，可加灸法。

【方义】外邪所犯，首当解表，故取百会八阵、风府八阵、大椎八阵，河车路脑户至大椎段以疏风解表，疏通经络，而止颈痛。风池可治诸颈项僵痛，合谷为手阳明经原穴，与手太阴经为表里，有祛邪解表作用。头项诸痛症可寻列缺。肩井通络止痛，调理气血，诸穴相配，表解而痛止。

【加减】颈项僵痛，不能侧转者，加后溪、天柱；颈项僵痛，

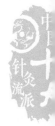

牵扯肩部者，加肩髃、肩髎、肩贞、手五里。

## （二）劳伤血瘀

【主症】有外伤史或久坐低头职业者，颈项、肩臂疼痛，甚则放射至前臂，手指麻木，劳累后加重，项部僵直或肿胀，活动不利，肩胛冈上下窝及肩峰有压痛，舌质紫黯有瘀点，脉涩。

【治法】舒筋通络，活血止痛。

【处方】风府八阵，大椎八阵。

河车路：风府至身柱段。

风池、后溪、阳陵泉、列缺。

杵针用泻法，或平补平泻法。

【方义】本证以劳伤日久，血瘀痹阻经络为主，故用风府八阵，大椎八阵，河车路：风府至身柱段以疏通经络，行气止痛，舒筋活络而缓解劳伤。后溪通于督脉，可治疗督脉经络循行诸症。阳陵泉为筋之合穴，故后溪与阳陵泉配合可治颈部劳伤。而头项诸痛症皆可寻列缺。

【加减】颈项僵痛，牵扯肩部者，加肩髃、肩髎、肩贞、手五里；背痛者，加身柱八阵。

## （三）肝肾亏虚

【主症】颈项、肩臂疼痛，四肢麻木乏力。伴头晕眼花、耳鸣、腰膝酸软、遗精、月经不调，舌红、少苔，脉细弱。

【治法】温补肝肾，和络止痛。

【处方】百会八阵、至阳八阵、命门八阵、气海八阵。

河车路：风府至大椎段，命门至长强段。

风池、合谷、列缺、三阴交、足三里。

杵针用补法，并可加灸法。

【方义】百会八阵以疏理脑部气血，通络止痛；至阳八阵、命门八阵、河车路大椎至长强段以调补脾胃，益气养血，温补肾阳，补益肾精。气海八阵能益下元，温补肾中阳气；三阴交为肝脾肾三阴经之交会穴，以养肝血，足三里以资生化之源。风池可治诸颈项僵痛，合谷为手阳明经原穴，与手太阴经为表里，有祛邪解表作用。头项诸痛症可寻列缺。诸穴配伍，补益肝肾，则通筋壮骨，痛症自消。

【加减】阳气不足者加膻中、关元八阵，以温阳益气；气血虚弱者，加中脘八阵、中枢八阵以益气养血；精血不足者，加太溪、涌泉，以补肾中之精血。

## 三、典型验案

肖某，女，36岁。2013年5月21日就诊。

因反复发作颈肩部疼痛2年，加重伴左上肢麻木疼痛3个月就诊。患者自诉2年前因长时间伏案工作而出现颈项部僵硬不适，颈部活动受限，遂到附近医院就诊，经牵引理疗后症状消失。此后每次劳累后，经常感觉颈项酸痛，痛连左肩胛区。3个月前出现左上肢疼痛麻木，长时间伏案工作或使用电脑后症状明显加重。行药物口服、推拿等治疗，症状略有好转，近段时间因伏案工作时间较长，出现颈部及左肩胛疼痛，且疼痛呈针刺样及触电样，左上臂桡侧及拇食指疼痛麻木，握物无力，来我院诊治。检查见颈部各椎棘突及左侧椎旁压痛，左肩胛内缘压痛，颈部活动受限，左上肢活动自如，左上臂桡侧感觉减退，左侧压顶试验（＋），左侧臂丛神经牵拉试验（＋）。

【中医辨证】颈椎病——劳伤血瘀型。

【处方】大椎八阵；河车路；大椎至至阳段；肩贞、臑会、肘髎、曲池、手三里、合谷。

【治疗操作】

（1）用金刚杵的杵尖在大椎八阵行开阖手法。

（2）用五星三台杵的杵尖在大椎八阵及河车脑椎段、河车椎至段行点叩手法。

（3）用七曜混元杵的杵尖在河车脑椎段、河车椎至段行分理手法。

（4）用金刚杵的杵柄在大椎八阵及河车脑椎段、河车椎至段行运转手法。

（5）用奎星笔的杵尖在肩贞、臑会、肘髎、曲池、手三里、合谷行开阖手法。

每日1次，连续做5次后，病人自述颈肩部疼痛减轻，上肢麻木减轻明显。后继续治疗5次后，症状趋于消失。

【方义】大椎八阵，河车路：风府至至阳段以疏通经络，行气止痛，舒经活络而缓解劳伤之功能，配以肩贞、臑会、肘髎、曲池、手三里、合谷能舒经通络，平肝息风（滋水涵木），再用杵针疏理上肢手三阴三阳经循行部位，有疏经通络，促进肢体功能恢复之作用。

▶ 视频 8 │ 颈椎病的杵针治疗

## ◆ 第八节　漏肩风

### 一、病因病机概述

漏肩风又称"肩凝症""肩痹"。患者年龄多在 50 岁左右，故又称"五十肩"。女性较多。本病以单侧或双侧肩关节酸重疼痛、运动受限为主症。西医称为肩关节周围炎。

本病多因营卫虚弱，筋骨衰颓，复因局部感受风寒，或劳累闪挫，或习惯偏侧而卧，筋脉受到长期压迫，遂致气血瘀滞或成肩痛。

肩痛日久，由于局部气血运行不畅，蕴郁而生湿热，以致患处发生轻度肿胀，甚则关节僵直，肘臂不能举动。

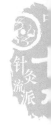

　　本病在治疗时，应排除肩关节结核、肿瘤等肩部疾患。肩关节疼痛经治疗，疼痛缓解，肿胀消失后，应坚持关节功能的锻炼，由医生指导锻炼方法。

## 二、辨证及治疗

　　【主症】初病时单侧或双侧肩部酸痛，并可向颈部和整个上肢放射，日轻夜重，患肢畏风寒，手指麻胀，肩关节呈不同程度僵直，手臂上举、外旋、后伸等动作均受限制，病情迁延日久，常可因寒湿凝滞，筋脉痹阻，导致患肢发生肌肉萎缩现象。

　　本病属于风寒湿痹的范围。风胜者多伤于筋，肩痛可牵涉项背手指；寒胜者多伤于骨，肩痛较剧，得热则舒；湿胜者多伤于肉，肩痛固定不移，局部肿胀拒按。

　　【治法】祛风散寒，除湿通络，理气止痛。

　　【处方】大椎八阵。

　　河车路：脑户至大椎段。

　　肩髃、肩贞、臂臑、曲池、外关。

　　杵针用平补平泻法，寒湿者可加灸法。

　　【方义】大椎八阵、河车路脑户至大椎段以疏经活络，理气止痛。肩髃、肩贞、肩髎为局部取穴，有祛风散寒、活血通络的作用。辅以远部取曲池、外关，以疏导阳明、少阳经气，可以除痹止痛。

【加减】肩内廉痛，加尺泽、太渊；肩外廉痛，加后溪、小海；肩前廉痛，加合谷、列缺、阿是穴、大椎、风池、手三里、天宗等穴。

### 三、典型验案

付某，男，59岁。2013年12月11日就诊。

患者肩痛，以左肩痛为显著，遇阴雨天加重，冷痛彻骨，左肩关节活动受限，伸臂、抬肩其痛难忍，饮食一般，二便调，舌苔薄白，脉沉弦。此乃风寒湿三气杂合而为痹中之痛痹，以寒气为胜，故冷痛彻骨而遇阴雨天加重，疼痛固定在右肩关节为著。

【中医辨证】漏风肩——寒湿痹证。

【治法】祛风散寒，除湿活络。

【处方】肩髃八阵、大椎八阵、河车路脑户至大椎段、外关、肩贞、肩髎、曲池、合谷。

【治疗操作】

（1）用奎星笔的杵尖在大椎八阵、肩髃八阵行开阖手法。

（2）用五星三台杵的杵尖在大椎八阵及河车路脑户至大椎段行点叩手法。

（3）用七曜混元杵的杵尖在河车路脑户至大椎段行分理手法。

（4）用奎星笔的杵柄在大椎八阵及河车路脑户至大椎段行运转手法。

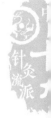

（5）用奎星笔的杵尖在肩髃、肩贞、肩髎、曲池、外关、合谷开阖手法。

（6）杵针后加艾条悬灸痛处 10 ~ 15 分钟。

每日 1 次，连续做 7 次后，病人自述肩痛明显减轻，肩关节活动基本正常。再做 7 次，病人只是在肩关节活动幅度较大时才有痛感。杵针治疗隔日 1 次，又做 2 周，肩痛痊愈。

【方义】肩髎八阵、大椎八阵是治疗肩痛的局部有效腧穴，配以肩髎、外关、合谷疏通经络，祛风除湿散寒。因手三阳经的循行皆过肩部，以杵针疏理调节，再配以艾条悬灸痛处，加强祛风散寒作用，共奏疏通经络，调和气血，祛风寒，除湿邪之功而痹证皆除。

▶ 视频9 │ 漏肩风的杵针治疗 │

## ❖ 第九节　腰腿痛

### 一、病因病机概述

腰腿痛是指沿坐骨神经通路（腰部、臀部、大腿后侧、小腿后外侧及足外侧）以放射性疼痛为主要特点的综合征。以腰部或臀部、大腿后侧、小腿后外侧及足外侧出现放射性、电击样、烧灼样疼痛为主症。通常分为根性坐骨神经痛和干性坐骨神经痛两种，临床上以根性坐骨神经痛多见。

根性坐骨神经痛的病位在椎管内脊神经根处，常继发于腰椎管狭窄、腰椎间盘突出症、脊柱炎、脊柱裂（结核）等。主要表现为自腰部向一侧臀部、大腿后侧、小腿后外侧直至足背外侧放射，腰骶部、脊柱部有固定而明显的压痛、叩痛，小腿外侧、足背感觉减退，膝腱、跟腱反射减退或消失，咳嗽或打喷嚏等导致腹压增加时疼痛加重。

干性坐骨神经痛的病变部位在椎管外沿坐骨神经分布区。常见于髋关节炎、骶髂关节炎、臀部损伤、盆腔炎及肿物、梨状肌综合征等疾患。腰痛不明显，臀部以下沿坐骨神经分布区疼痛，在坐骨孔上缘、坐骨结节与大转子之间、腘窝中央、腓骨小头下、外踝后等处有压痛。小腿外侧足背感觉减退，跟腱反射减退或消失，腹压增加时无影响。

腰椎 X 光片、肌电图、CT 等检查有助于本病的诊断。

中医学对本病早有认识，古代文献中称为"坐臀风""腿股风""腰腿痛"等。在《灵枢·经脉》篇记载足太阳膀胱经的病候中有"脊痛，腰似折，髀不可以曲，腘如结，腨如裂……"形象地描述了本病的临床表现。

中医学认为腰部闪挫、劳损、外伤等原因可损伤筋脉，导致气血瘀滞，不通则痛；久居湿地，或涉水、冒雨，衣着单薄、汗出当风，风寒湿邪入侵，痹阻腰腿部；或湿热邪气浸

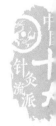

淫，或湿浊郁久化热，或机体内蕴湿热，流注足太阳、少阳经脉，均可导致腰腿痛。主要属足太阳、足少阳经脉及经筋病症。

## 二、辨证及治疗

中医根据其临床表现可分为以下三个基本证型：

### （一）风寒痹阻

【主症】腰部冷痛重着，转侧不利，迁延绵缠。腰部有受寒史，天气变化或阴雨风冷时加重，腰部、腿部冷痛重着、酸麻，或拘挛不可俯仰，或疼痛连及下肢。喜暖喜按，活动后疼痛减轻，舌苔白腻，脉沉缓或迟沉。

【治法】温经散寒，祛湿止痛。

【处方】命门八阵。

河车路：命门至长强段。

委中、昆仑。

杵针用泻法，可加灸法。

【方义】腰为肾之府，故用命门八阵、河车路命强段以温肾助阳，温经散寒。委中疏通足太阳经经气，为治腰背疼痛之要穴。昆仑为足太阳膀胱经之腧穴，有温经散寒、祛湿止痛之功效。诸穴相配，寒散湿除，腰痛自止。

【加减】如寒湿重者，可加阳陵泉、丰隆。

### （二）瘀血痹痛

【主症】腰痛如刺，痛有定处，痛处拒按，腰痛不能转侧，腰部触之僵硬或牵掣痛，舌质紫黯有瘀点，脉涩。部分病人有外伤史。

【治法】舒筋通络，活血化瘀。

【处方】命门八阵，腰俞八阵。

河车路：至阳至长强段。

委中、膈俞。

杵针用泻法，或平补平泻法。

【方义】命门八阵、腰俞八阵、河车路至阳至长强段以行气活血，化瘀通络，理气止痛。血会膈俞，可以活血散瘀。委中祛瘀止痛。诸穴配伍，气行瘀化，经络通利，腰痛自止。

【加减】阳气不足者加膻中、关元八阵，以温阳益气。

### （三）肾虚腰痛

【主症】起病缓慢，腰痛绵绵，以酸软为主，喜按喜揉，腰腿无力，劳则痛甚。若伴有面色㿠白，神疲肢冷，滑精，舌淡，脉沉细，为阳虚。若伴心烦失眠，五心烦热，舌红少苔，脉细数，则为阴虚。

【治法】补益肾气。肾阳虚者，温肾助阳；肾阴虚者，滋阴补肾。

【处方】命门八阵、关元八阵。

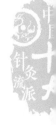

河车路：至阳至长强段。

太溪、委中。

杵针用补法，肾阳虚者可加灸法。

【方义】命门八阵、河车路至阳至长强段补益肾气；关元八阵温补肾气；太溪为肾经"原穴"，有滋阴清热之功，以治疗肾阴虚之腰痛，若该穴用灸法则可温肾助阳，以治肾阳虚之腰痛。委中疏通足太阳经经气，为治腰背疼痛之要穴。

【加减】气血虚弱者，加中脘八阵、中枢八阵以益气养血。

## 三、典型验案

刘某，男，52岁。2014年11月1日就诊。

因反复腰痛10余年，加重伴左下肢麻木疼痛1个月就诊。患者自诉12年前因劳累后出现腰痛，起初症状不明显，休息后可以缓解。后症状逐渐加重，每次发作时便到附近诊所就诊，通过治疗能够缓解。但是每年总有两三次发作。近半年来患者腰痛症状逐渐加重，劳累后更加明显，在外院通过药物口服、理疗等效果不明显。近1个月出现左下肢疼痛，行走后加重，自诉疼痛向小腿后方及足底走窜，影响睡眠及日常生活。

就诊时，患者自述腰腿痛严重，行走困难，肢体乏力，腰膝酸软，不能劳累，偶有夜间盗汗，口渴，小便短少，时有刺痛感，大便2～3日一行，干结。患者舌质红，苔少，脉细数。检查见腰椎3～4、4～5棘突及左侧椎旁压痛，左腿直腿抬高试验（+）。

【中医辨证】腰腿痛——肾气亏虚型。

【治法】补益肾气，清利湿热。

【处方】命门八阵，河车路命强段，委中、承山、昆仑、太溪。

【治疗操作】

（1）用金刚杵的杵尖在命门八阵行开阖手法。

（2）用五星三台杵的杵尖在命门八阵及河车路（命门至长强段）行点叩手法。

（3）用七曜混元杵的杵尖在河车路（命门至长强段）行分理手法。

（4）用金刚杵的杵柄在命门八阵及河车路（命门至长强段）行运转手法。

（5）用奎星笔的杵尖在委中、承山、昆仑、太溪行开阖手法。

每日1次，连续做7次后，病人自述腰腿痛减轻，下肢麻木缓解明显，精神好转，小便畅通。后继续治疗一周后，腰痛基本正常，小便正常。

【方义】命门八阵、腰俞八阵、河车路命强段皆为局部取穴法，有补益肾气的作用，又有清利湿热的作用。委中为膀胱经之合穴，承山、昆仑为膀胱经之腧穴，能清利膀胱湿热利小便，太溪为肾经"原穴"，有滋阴清热之功，配以命门八阵，能加强补益肾气之功。

▶ 视频 10 │ 腰腿痛的杵针治疗

## ◈ 第十节　膝关节骨性关节炎

### 一、病因病机概述

膝关节骨性关节炎是一种以关节软骨的变性、破坏及骨质增生为特征的慢性关节病。又称为增生性骨关节炎，老年性关节炎。

膝骨关节炎属祖国医学"痹证"范畴，与"鹤膝风""骨痹""筋痹"相类似。中医学认为，膝关节骨性关节炎的发病与肝肾亏虚、气滞血瘀、风寒湿阻等有关。《内经》曰："邪不能独伤人""邪之所凑，其气必虚"。《张氏医通》云："膝为筋之府，膝痛无有不因肝肾虚者，虚则风寒湿气袭之"。《素问·痹论》曰："风寒湿三气杂至，合而为痹"。故痹证病因不外风寒湿三气所致。

机体卫外不固，腠理疏松，营卫不调，或劳累之后，汗出当风，或居处卑湿，涉水冒寒，以致风寒湿邪乘虚侵袭，痹阻经络，发为风寒湿痹。由于机体感受风、寒、湿三邪的偏胜不同可以分为三种痹证。《素问·痹证》说："其风气胜者为行痹；寒气胜者为痛痹；湿气胜者为着痹"。

若素体阳气偏胜，内有蕴热；或阴虚阳亢之体，感受风、寒、湿邪，寒邪入里化热，流注经络关节，而出现热痹的表现。若痹证日久，缠绵不愈，邪留经络，蕴而化热亦可出现热痹的症状。此外，痹证经久不愈，邪气壅阻，气血凝滞，脉络不通，亦可出现皮下瘀斑，关节周围结节的瘀血证。痹证迁延日久，病邪由浅入深，由经络而至脏腑，则产生相应的脏腑病变，出现肺痹、心痹、肝痹等证。此即"五脏皆有合，病久而不去者，内舍于其合也"的道理。

杵针治疗膝痹有较好效果，但其病情缠绵反复，非一时能获效。本病还需与膝关节结核、肿瘤等疾病鉴别，以免延误病机。膝痹患者在平时应注意保暖，避风寒湿冷侵袭。

## 二、辨证及治疗

本病实为本虚标实之证，其本是肝肾亏虚、筋骨失养所致，肝肾亏虚为根本，风寒湿邪为标，故治当以补益肝肾、强筋壮骨为主，活血祛瘀、祛风通络为辅。

### （一）行痹

【主症】肢体关节疼痛，游走不定，关节屈伸不利。或在一处疼痛，向远处放射，牵掣麻木，如风行之速。或兼见恶风发热等表证症状。舌苔薄白或淡黄，脉浮或浮弦。

### （二）痛痹

【主症】肢体肌肉关节疼痛，痛势较剧，一般痛有定处，遇

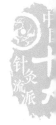

热痛减，遇寒痛增，局部皮肤有冷感，喜揉按。舌苔薄白，脉象浮紧或弦紧。

## （三）着痹

【主症】肢体关节酸痛重着，或肿胀，痛有定处，阴雨风冷天气每易发作。舌苔白腻，脉濡缓。

【治法】风寒湿痹：补益肝肾，祛风除湿，散寒止痛。

【处方】以局部取穴与循经取穴为主，痛处阿是穴为八阵穴。

犊鼻、梁丘、阳陵泉、膝阳关、曲泉、阴陵泉。

行痹：膈俞、血海。

痛痹：命门八阵、关元。

着痹：足三里、商丘、太溪。

杵针用平补平泻法，并可加灸法。

【方义】上述处方，是针对膝痹的性质而制订的，如行痹的风胜，取膈俞、血海，有活血养血作用，含血行风自灭之意。着痹取足三里、商丘，是因水湿停留，必先由中土不运，运脾为治湿之本，取之以健运脾胃而化湿浊。痛痹久延，可致阳气衰惫，取关元、命门八阵以益火之源，振奋阳气而驱散寒邪。分部处方，主要是根据病处的经脉循行部位选穴，旨在疏通经脉气血，使营卫调和，则风寒湿邪无所依附而痹痛遂解。

【加减】足趾关节疼痛者，加太冲、八风、行间、昆仑。

### （四）热痹

【主症】膝关节疼痛，痛不可触，屈伸不利，局部灼热红肿，得冷则舒。多见有咽喉疼痛发热，汗出恶风，口渴烦闷，小便短赤等，舌苔黄而厚腻，脉象濡数。

【治法】清热化湿，通调气血。

【处方】以局部取穴和循经取穴为主。痛处阿是穴为八阵穴。

配以大椎八阵、曲池、合谷等穴。

杵针用泻法。

【方义】大椎八阵、曲池、合谷清热利湿，解毒止痛以治热痹。分部选穴，主要是根据病处的经脉循行部位选穴，旨在疏通经脉气血，使营卫调和则湿热之邪无所依附而痹痛可解。

## 三、典型验案

王某，女，69岁。2015年9月22日就诊。

患者自诉1月前无明显诱因出现右膝关节疼痛，下蹲站起困难，上下楼梯活动不利，行走活动及阴雨天症状明显加重，休息后减轻。病程中无发热，无关节红肿及下肢麻木等症。间断于院外行针刺治疗，症状缓解不明显。今来我院就诊。患者老年女性，肝肾精血亏虚，肝主筋，肾主骨，筋骨失养，不荣则痛，劳则气耗伤精，患者居处潮湿，风寒湿邪乘虚侵袭人体，留注经络而成痹证。

【中医辨证】膝痹——风寒湿痹。

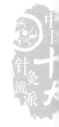

【治法】补肝益肾，祛风除湿，散寒止痛。

【处方】阿是穴、血海、鹤顶、梁丘、内外膝眼、阴陵泉、阳陵泉、足三里为主。

【治疗操作】

（1）用奎星笔的杵尖在阿是穴八阵、血海八阵、梁丘八阵及足三里八阵行开阖手法。

（2）用五星三台杵的杵尖在血海、梁丘、阴陵泉、阳陵泉、足三里行点叩手法。

（3）用奎星笔的杵尖在鹤顶、内外膝眼行开合手法。

（4）用奎星笔的杵柄在阿是穴八阵、血海八阵、梁丘八阵、足三里八阵、鹤顶、内外膝眼、阴陵泉、阳陵泉行运转手法。

每日1次，连续做10次后，病人自述疼痛减轻，功能活动改善。

【方义】上述处方，是针对膝痹的性质而制订，随疼痛部位取阿是穴八阵，再配以治疗膝痹之要穴血海、鹤顶、梁丘、内外膝眼、阴陵泉、阳陵泉、足三里，疏通经脉气血，使营卫调和，则风寒湿邪无所依附而痹痛遂解。

▶ 视频11 │ 膝关节骨性关节炎的杵针治疗 ┃

55检